塑 身 瑜 伽

司嫣然　张　静　主编

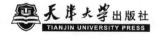
天津大学出版社
TIANJIN UNIVERSITY PRESS

图书在版编目(CIP)数据

塑身瑜伽 / 司嫣然, 张静主编. -- 天津 : 天津大学出版社, 2023.6
上海外国语大学教材基金资助
ISBN 978-7-5618-7494-3

Ⅰ. ①塑… Ⅱ. ①司… ②张… Ⅲ. ①瑜伽－高等学校－教材 Ⅳ. ①R161.1

中国国家版本馆CIP数据核字(2023)第100788号

出版发行	天津大学出版社
地　　址	天津市卫津路92号天津大学内（邮编:300072）
电　　话	发行部:022-27403647
网　　址	www.tjupress.com.cn
印　　刷	北京虎彩文化传播有限公司
经　　销	全国各地新华书店
开　　本	787mm×1092mm　1/16
印　　张	17.5
字　　数	378千
版　　次	2023年6月第1版
印　　次	2023年6月第1次
定　　价	80.00元

　　本教材秉持"以学生为本，健康第一"的指导思想，贯彻落实《体育强国建设纲要》和《教育部关于全面深化课程改革 落实立德树人根本任务的意见》，遵循体育教学原则和运动技能形成规律与特点，致力于激发学习者的学习兴趣，促进学习者正确掌握运动技能、提高身体素质，为进一步实现学科核心素养培育、逐步形成终身体育健身的习惯而奠定理论与体育实践相结合的基础。

　　本教材满足大学生、瑜伽爱好者和健身运动人士的需求，注重教材内容的实用性，在教学内容上，构建六大教学模块，包括瑜伽理论、生理解剖理论、营养理论、热身与呼吸控制法、瑜伽体式、组合设计等实践运用。其内容既包含了体式练习，又包含了呼吸练习；既有理论教学，又有实践教学，并以实践为主；既有学习过程，又有设计应用，注重基本运动技能的训练和体态的改善，同时侧重启发学生在练习过程中的感受和思考，立足提高学生掌握瑜伽技能、塑造良好体态、调控心理状态的能力。本教材针对不同身体部位的体式，进行体式学习并设计特定的组合动作，满足学生对形体塑形、强身健体、舒缓减压的需求。

　　同时本教材作为慕课课程线下辅助教材，配有慕课学习视频，延续慕课课程特色，对体式序列进行示范和解读，帮助学习者在线下巩固知识点，进一步深化体式和强化序列练习效果。教材也配有多媒体线上教学资源与练习手段，使两者有机结合统一，相辅相成，达到信息技术与教材的有效整合。

　　练习瑜伽的生活方式可以让我们远离期望和评判，让人们释放真性情。但是在学习体验过程当中一定要对自己有耐心。成长是需要时间的，但只要这个过程开始，就不会停止。所以请跟着本教材尽情享受瑜伽的旅程吧。

编　者

目 录
CONTENTS

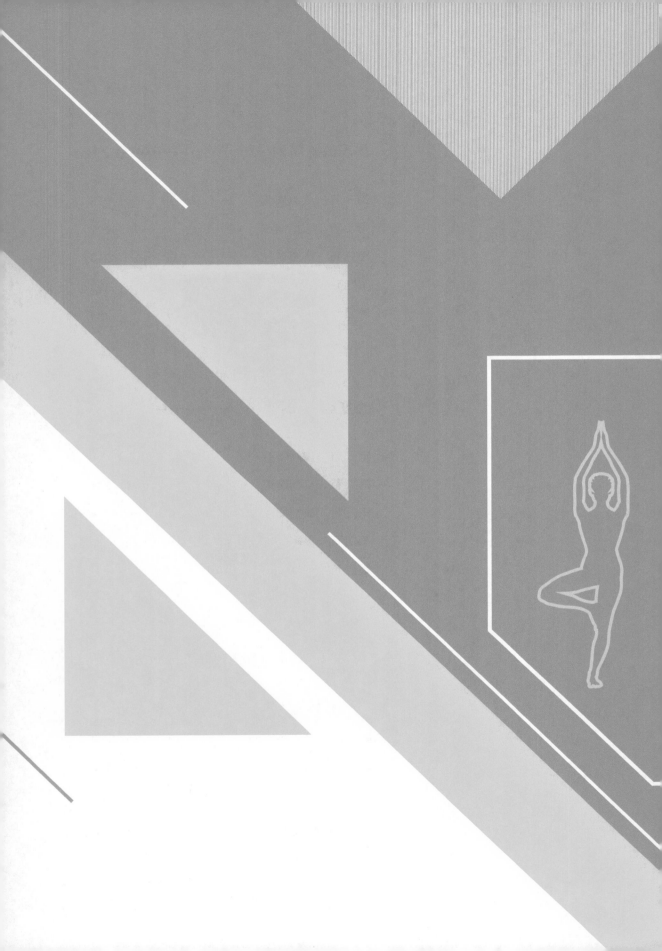

第一章
瑜伽概述

瑜伽是什么？是一门哲学、一类宗教，抑或是一种健身方式？每个人对瑜伽的理解和感悟都不尽相同。在本章节中，我们将对瑜伽的起源和发展、瑜伽的流派和特征以及瑜伽的益处及健康价值进行阐述。当开始了解瑜伽时，我们会发现它并非传说中那样遥远而神秘。瑜伽技术上的精炼与派系之间的流传发展凝聚着远古先人们的智慧。而在现代瑜伽的发展中我们更看到了人类对于身心健康的需求和审美需要的实用价值。

瑜伽的起源和发展

一、瑜伽的根基起源

瑜伽起源于四大文明古国之一——古印度，受到印度教、佛教、耆那教和其他宗教的影响，瑜伽的哲学、教义和实践就像其所表现的形式如无数支流一样丰富多样。如今人们对瑜伽的起源了解来自古代文本、图像、舞蹈、歌曲或口口相传等方式。通过对起源的深入了解，可以使得瑜伽练习者更充分、清晰地学习、感受、欣赏和体验瑜伽的本质和魅力。

根据考证和古代文献记载，在喜马拉雅山的一侧，有一座高达 8000 米的圣母山，那里有许多隐修者，他们通过静坐苦修修炼成圣人，于是开始有一部分人羡慕并追随他们，这些圣人就以口诀的方式将修炼秘法传授给追随者，这就是最初的瑜伽习练者。初期的瑜伽习练者都是苦修者，常年在冰雪覆盖的喜马拉雅山脚下向大自然挑战。要想长寿而健康地活下去，就必须面对"疾病""死亡""肉体""灵魂"及人与大自然的关系，他们仔细观察动物，看它们如何适应自然的生活，如何实施有效的呼吸、进食、排泄、休息、睡眠以及克服疾病。根据这些观察结果，再结合人类的身体结构、各个系统，这就是瑜伽体位法产生的渊源。同时他们解析精神如何左右健康，探索出控制心理的手段，追求使身体、心灵和自然和谐统一的方法，从而开发人体潜能、智慧和灵性，这便是瑜伽静坐冥想法的缘起。开始时，瑜伽习练者局限于在喜马拉雅山洞和茂密森林中心地带修持，后扩展到寺院、乡间小舍。瑜伽习练者在深沉的静坐中进入最深层次，就会获得个体意识与宇宙意识的结合，唤醒内在沉睡的能量，得到开悟和最大愉悦，这使瑜伽具备了强大的生命力与吸引力，逐步在印度普通人中间流传开来。

但真正将瑜伽发扬光大并传承下来的，主要还是游离于当时正统的婆罗门社会以外的自由思想家的流浪的哲人，他们包括瑜伽习练者、苦行者、圣者、祖师、先知和哲学家。透过他们的长期坚持与发展，瑜伽练习方法深深地进入印度社会的各个阶层。作为古代印度人的一种体育锻炼方法，是古代印度体育文化的一部分，也是古代印度的代表和象征。

瑜伽一词源于梵语词汇的"YUJ"，意为束缚或约束，通常被译为"结合"。"YOGA"从"YUJ"衍生而来，意思是"连接统一"，在身体和神经、神经和头脑、头脑和智性、智性和意志、意志和意识、意识和良心、良心和个体，最后个体"自我"与世界"大我"之间建立恰当的连接，即把精神和肉体结合到最完美的状态是瑜伽的最终目的。

男性瑜伽练习者被称为 Yogi，女性瑜伽练习者则被称为 Yogini。瑜伽包含了众多精神上的训练技巧与方法，旨在通过整合心灵、身体与精神，达到启蒙或者"天人合一"的效果。因此，瑜伽不仅是一门古老的艺术和科学，而且是一门哲学。它在生活中给予人们指引，提升人们的生活质量和价值。瑜伽有助于人们养成良好的习惯，引领正直的人生。作为一门科学，它研究的是身体和头脑的健康、力量以及如何自我征服。作为一门哲学，它能使我们获得平静，淡然地面对人生的无常和悲喜。它包含着"维持均衡就是生命和自然的本源，在生活中追求均衡就会感到幸福"的道理。这也正是瑜伽精神的所在。

二、瑜伽的发展

瑜伽的历史可追溯至 5000 年前，有部分学者认为瑜伽已有 10000 年的历史。根据史料文献记载，瑜伽历史发展可以大致分为五个阶段：原始时期、前经典时期、经典时期、后经典时期和近现代时期。

（一）原始时期，公元前 15 世纪－公元前 8 世纪（出现文字记载）

关于瑜伽的文字记载最早出现在公元前 1500 年婆罗门教的宗教经典著作《吠陀经》的印度经文中。《吠陀经》包含颂歌、神话传说和祭祀仪式等宗教文本，供婆罗门及其教士使用，共有四部。前三部为《梨俱吠陀》《娑摩吠陀》和《柔耶吠陀》，主要用于婆罗门教的教士修炼，第四部《阿闼婆吠陀》主要为普通人提供日常生活中修行所用。"瑜伽"这个词的词根 Yuj 也是在《梨俱吠陀》中最早被提及的。《梨俱吠陀》是一部赞美诗集，由一系列的颂歌构成。其中将瑜伽定义为"约束"或者"戒律"，但是并没有提供任何系统性的瑜伽体式练习。同时其中还提到了冥想是作为意识和天人合一的主要修炼方法。冥想的方式主要通过反复颂唱来达到声音与意识形成的内心共鸣。

后来"瑜伽"再次作为一种自我约束方法在《阿闼婆吠陀》出现，但是这里出现瑜伽的含义涉及呼吸的控制。在文献中，大多数精神实践直接和自然联系在一起，以寻求人生的意义和幸福价值。这些赞美诗反映了对人的意识、存在和与大自然的联系的进一步探索。在这一时期瑜伽仅仅是以一种深度内省和冥想的概念出现，外在则更多体现为苦行。瑜伽思想和行为尚未形成系统体系。另外，当时的瑜伽和神话传说、人们的巫术实践掺杂在一起，具有较强的宗教色彩。

（二）前经典时期，公元前 8 世纪－公元前 5 世纪（观念形成期）

公元前 800 年前后，即吠陀末期，在《吠陀经》最后部分——《奥义书》中更加精确地记载了瑜伽。其主要阐述的思想为"梵我相连"，可以说是瑜伽哲学的形成根基。书中描述了通过请教师尊投身瑜伽练习来获得悟道的方法。《奥义书》指出了两种悟道的途径：业瑜伽（Karma Yoga，无私地奉献于为他人服务中）和智瑜伽（Jnana Yoga，刻苦钻研精神文献）。在书中把瑜伽描述为：当感官静止，大脑休憩，心智不再摇摆不定时，圣贤认为这就到达了最高境界。这种对感官和大脑的持久控制称作"瑜伽"。那些达到这种境界的人可以从幻觉和假想中获得解脱。在这一时期瑜伽思想得到进一步发展，瑜伽的观念基本形成，并延伸进化为一种可以彻底摆脱痛苦的具体的修行方法。

（三）经典时期，公元前5世纪－公元2世纪（理论体系化时期）

在这一时期出现了瑜伽历史上最重要的两部经典著作：《博伽梵歌》（*Bhagavad Gita*）和帕坦伽利的《瑜伽经》（*Yoga Stura*）。许多学者认为《博伽梵歌》是第一部记录瑜伽哲学的书籍，描述人、自然与神之间的关系，并通过实践克服生活中各类困难和挑战最终实现精神解放，找到"内心的平静"。大约公元前3世纪，《弥勒衍拿奥义书》（*Maitrayaniya Upanishad*）描述了内悟的六步法，包括掌握调息（Pranayama）、制感（Pratyahara）、冥想（Dhyana）、专注（Dharana）、自我反省（Targa）和入定（Samadhi），从而实现个人精神（Atman）和普遍精神或创造之源（Brahman）的融合。书中还记录了"OM"这一音节是意念和呼吸融合的象征。

直到公元2世纪前后，第一本系统性阐述瑜伽的专著——《瑜伽经》诞生了，因此帕坦伽利被尊称为瑜伽之父。帕坦伽利在前人练习的收获和总结基础上加以深化和整理，编写出共含四部分的《瑜伽经》。全书以195条简单明了的对话形式详尽地阐述了瑜伽练习的目的、练习方法、练习收获及最终意义。在书中明确提出，练习瑜伽的目的就是控制心灵和意识的波动，即达到心灵最终的宁静和平和，在这个过程中他整理罗列出瑜伽八支，即禁制（Yama）、劝制（Niyama）、体式（Asana）、调息（Pranayama）、制感（Pratyahara）、专注（Dharana）、冥想（Dhyana）和三摩地（与宇宙合二为一，Samadhi）。

禁制（Yama）：对自己的行动进行自我控制，自律，实事求是，诚实地面对自己的欲望与行为，这是从个人和社会关系的角度来培育练习者的德行。

劝制（Niyama）：找到一个适合自己的方式，来遵守和奉行。指导练习者在日常生活中应该如何开始瑜伽练习。

体式（Asana）：锻炼身体和头脑去学习和理解正确的运作，从而获得身体和头脑的健康。

调息（Pranayama）：人的能量是以多种方式呈现的，例如身体、头脑、智性、情绪、灵性等，而调息就是通过控制呼吸的方式来引导并激发生命能量的。

制感（Pratyahara）：训练练习者控制感觉器官、行动器官和头脑的能力，从而调控头脑容易被扰乱的波动，关注内在的自我。

专注（Dharana）：组织、引导、提升大脑的专注力。

冥想（Dhyana）：培养练习者通过大脑去感受自己的身体、外界的环境等，提升自我意识的深度。

三摩地（Samadhi）：即高度发达、敏感的自我意识的结合，天人合一。

瑜伽八支在结构上呈现阶梯式排列，依次为递进关系，从开始道德规范的自律遵行，到通过身体的练习、呼吸的调整和精神意识的锻炼，直至到达天人合一的最高境界。帕坦伽利的瑜伽八支集成了经典时期整个瑜伽哲学体系，使得瑜伽理论得以系统化、体系化、规范化，也为日后瑜伽理论和实践发展奠定了扎实的基础。

（四）后经典时期，公元 5 世纪 –17 世纪（观念转变期）

公元 5 世纪左右，由修行者坦陀罗主导的思想理念在印度哲学思想界引发了一场人类与宇宙关系的革命，从古典时期以冥想精神世界为重，从现实中解脱的理念逐步转化为接受物质现实。在这次思潮革命中，瑜伽的理念也逐渐从皇权贵族的专利所属下延伸至普通百姓中，得到了更广泛的传播。

在这样的背景下，由斯瓦特玛拉摩撰写的《哈他瑜伽之光》详细地介绍了体式、调息法、收束法和三摩地，对这些相关联的练习给出了非常具体的指导，堪称百科全书式的瑜伽著作，也是现代哈他瑜伽的源头。

在这个时期瑜伽已经逐步从宗教意义向大众化、生活化转变。瑜伽的定义、功能、特点、练习内容等方面更注重且强调个体的本体感受，以及身、心、精神相互促进发展的理念。

（五）近现代时期（多元传播期）

近现代随着社会的变迁与发展，瑜伽开始在西方传播，并得到迅速发展。从 19 世纪开始，印度瑜伽大师罗摩克里希和他的传人维韦卡南达、奥罗宾多等人把瑜伽与现代科学、医学有机结合起来，创立了现代瑜伽，使瑜伽更加广泛地传播到世界各地。另一位著名的瑜伽大师希瓦南达于 20 世纪六七十年代，在美洲和欧洲开办瑜伽学校，他还将现代瑜伽总结为五项原则：正确地休息、正确地练习、正确地呼吸、正确地饮食、正确地思想和冥想，并建立了国际希瓦南达瑜伽韦坦达中心，弘扬自己的主张。在西方发展中的瑜伽抛弃宗教神秘色彩，成为以修身养性、防治疾病、延年益寿为目标的身体活动。

1939 年外交官夫人黛维在上海开设中国第一家瑜伽学校，是现代瑜伽开始传入中国的标志。但现代瑜伽在中国的第一次大范围公开推广始于 1985 年，蕙兰瑜伽在中央一套的播出。其主要著作《瑜伽：气功与冥想》在瑜伽的普及过程中，发挥了积极的作用。从21世纪开始，随着瑜伽文化的持续推广和普及，各地大小瑜伽协会、瑜伽学院、健身俱乐部、瑜伽会馆等民间组织如雨后春笋般出现，发展迅速且多元。

瑜伽在其历史发展进程中，经历了从统治阶级和宗教等特定群体通过瑜伽来实现大众的个体精神控制和把握来巩固政权，到后来演变为一种哲学体系，发展至今日从"神坛"逐渐走向普罗大众，成为全世界人们热衷的一种健身方式。其过程反映了瑜伽追求人的身心自由与全面发展。学习瑜伽不仅能获得健康的身体，更能获得精神层面的放松，从而获得积极、昂扬、向上的生活状态。

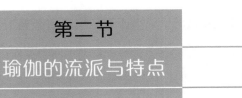

第二节
瑜伽的流派与特点

一、瑜伽的流派

随着瑜伽在世界各地得到迅速的传播与发展，出现了丰富的瑜伽著作与各种修习法分支，分化出哈他瑜伽、坦多陀瑜伽等诸多分支，派生出许多瑜伽整体观的学派。从发展时间上瑜伽主要分为两类：传统瑜伽与现代瑜伽，其中传统瑜伽流派主要分为六大类：业瑜伽、智瑜伽、奉爱瑜伽、王瑜伽、哈他瑜伽、昆达利尼瑜伽。

（一）业瑜伽（Karma Yoga）

"业（Karma）"是印度文化中产生最早、最基本的一个哲学、道德和宗教概念。许多研究者认为，整个印度各大流派的哲学和宗教学说都是建立在"业"这一基础概念之上的。业瑜伽是印度正统六大哲学流派之一的"瑜伽派"哲学理论指导下的一个主要的瑜伽修行体系，或称修行流派。

业瑜伽也称行为瑜伽，即指将人和一切生命存在的行为划分为身体行为、语言行为和心理（意识）行为三大范畴。这三种行为均可形成三种相关的持续不灭的力量，即"业力"。身体行为形成的业力，称为"身业（Bodily Karma）"；语言行为形成的业力，称为"口业（Verbal Karma）"；心理（意识）行为形成的业力，称为"意业（Mental Karma）"。无论是身业、口业，还是意业，这些业的力量非常持久，它们会在以后时间里反过来作用到作业者自身。业力的大小和持续时间的长短，和作业者在行为（作业）时的用力大小是成正比的。在传统的印度文化观念中，这些业不仅会在此生如影随形地跟随和作用于作业者，它们在没有得到有效化解的前提下，还会一直跟随到此作业者的下一生，以及很多生，一直到这些业被清楚地认识到并有效地化解后，业力才会彻底消逝。

业瑜伽认为，行为是生命的第一表现，比如衣食、起居、言谈、举止等。但人们却时常在行为中迷失自己的本性。这是由于人被此生甚至多生来积聚的各种业力牵引着，不能自主，不能由自己的智慧和理性来主导言行。因此行为瑜伽倡导人们必须在一切生活和社会的行为中，始终将精力集中于自己的内心世界，务必时刻做到对所有行为背后的动机和这些行为可能产生的后果，有高度清醒的认识。在行为中对自己心灵和精神的深入觉知，可不断觉知和洞察出人生的真谛和生命的本质，最终达到完全的觉知——开悟，并由开悟而达到对人生终极目标的实现。

特点

业瑜伽倡导将精力集中于内心的世界，通过内性的精神活动，引导更加完善的的行为。强调练习者的参与意识，参与进自己身心的一切活动，更要参与进整个社会、人类和自然界的一切活动中去，将这种参与视为"修行"的过程。练习者通常采取极度克制的苦行，历尽善行，崇神律己，执着苦行，净心寡欲。他们认为人最好的朋友和最坏的敌人都是自己本身，这全由他自己的行为决定。只有通过修炼，才能使自己的精神、情操、行为达到与梵合一的最终境界。所以业瑜伽也同样强调修行者要时常一个人独处，在高度宁静和超脱的状态中，反思此前自己或他们或整个人类在身、语、意这三个领域的一切行为，并在这些持续的反省反思中，提升自己的观照和觉知能力，以及理解和洞察能力。提倡苦行或对社会、人生保持热忱的态度并积极参与，以及时刻保持着在参与行为中的身、语、意的深度而超然的觉知等，是此派瑜伽的特色。

（二）智瑜伽（Jnana Yoga）

智瑜伽就是不断研习前人圣贤的知识和言行，并付诸实践。直到将这些知识和言行完全化入自己的身心之中，并在自己的身心中再表现出来。对于他们的言行和教导中的某些重要部分，应该像念诵咒语一样在心中不断地重复，反复思考、领悟、参究。在不断的领悟参究过程中，修行者自然而然地进入到甚深的禅定状态，在不断的领悟参究过程中，修行者自然而然地进入到更深层的禅定状态，并在其中一遍又一遍地探究领悟所获得的知识要义，从而达到身心和悟性的全面成长与蜕变。

智瑜伽专门研究那些高深的类似于哲学化的理论，希望通过提高大众的知识理念，让人们从无知中解脱出来，以达到身心合一的状态。智瑜伽认为，知识有低等和高等之分，普通人所说的知识仅仅体现在物质和生命的表面或外在，这种低等的知识可以通过直接或间接的手段来获得。而真正高等的知识，则要求修炼者通过朗读和研究古老的经典，去理解书中的真正深奥的精髓。只有将视角由外转内，透过一切外在事物的表象，去体验、学习，才能理解瑜伽并获得神圣的真谛。可以说，智瑜伽是种典型的不强调体式而强调思维修炼的瑜伽。

（三）奉爱瑜伽（Bhakti Yoga）

奉爱瑜伽是由瑜伽大师兼奉爱瑜伽的倡导者维丹塔·斯瓦米·帕布帕德所提倡的。梵语中"Bhakti"从词根"Bhaj"而来，本义为"奉献""热爱""投入"。奉爱瑜伽认为智、业、奉爱是相互联系的，认为知识是生活的源泉，行动是生活的表现。一个人如果没有知识，就会陷入极大的盲目性，行动也就失去了依托。理论知识如果不同实际行动相结合，则是毫无价值的，而奉爱瑜伽就是奉爱服务的行动。奉爱瑜伽认为，一个人如果不遵循圣典的教导，便无法达到目标，获得幸福。所以，需要不断学习圣典，让灵性知识引导人做出正确的行为、热爱生活并竭尽全力去做好自身的事情，才能达到奉爱瑜伽的超然层面。

奉爱瑜伽倡导实践自己奉爱的宗旨，将自己的一切行为和动机建立在大爱之上，自觉地把自己融入大爱之中，而获得力量和智慧。

奉爱瑜伽修行者的原动力主要来源于爱，并认为"神"或"自然的创造者"是爱的化身或人格化的代表。它奉行"以仁爱之心爱人，以虔诚之心敬神"。其最终表现为奉献，适用于偏重情绪的习炼者。他们通过祈祷、礼拜等仪式表达对神的敬意，

唱颂圣歌构成了奉爱瑜伽的主要内容。其修炼者大都出没于山林或身居闹市，终身
目的是把精神寄寓于梵中。控制住自己的情感是这条瑜伽之路的关键所在。

（四）王瑜伽（Raja Yoga）

"Raja"一词在梵语中的意思是"国王"或"酋长"。王瑜伽的创始人是帕坦伽利
（Patanjali）。大约在公元前2世纪，帕坦伽利的弟子将他所阐述的内容记录下来，形成
了印度瑜伽文明发展史上最重要的经典著作之一——《瑜伽经》。他们将前人流传的所有
瑜伽修行方法进行全面整理，使其更加系统化。同时在瑜伽的理论学说上进行了大量的创
新，概括出了瑜伽实践过程的相互相成的八个部分，又称八支分瑜伽（Ashtanga Yoga），
包括持戒（Yamas）、精进（Niyamas）、体式（Asana）、调息（Pranayama）、制感（Pratyahara）、
专注（Dharana）、禅定（Dhyana）和三摩地（Samadhi）。帕坦伽利的弟子将他所阐述的
内容记录下来，形成了印度瑜伽文明发展史上最早的瑜伽经典著作。

特点

王瑜伽偏重于意念和调息，摒弃了大多数严格的体位法，认为人体遍布着可
供生命气息游走的通道，亦称气脉（Nadi）。练习静默法可以调整体内微妙的生
命气息沿气脉流通，从而自内部焕发出一种非凡的生命力。

（五）哈他瑜伽（Hatha Yoga）

"Hatha"一词的梵文原意是日月。这里"日月"的意思为广义词义，相当于中国的
一个哲学概念：阴阳。中医和中国传统的养生方法，所追求的就是达到身心内外的"阴阳
平衡""阴阳和谐"。哈他瑜伽即是在"Hatha（阴阳）"这一印度哲学理论指导下发展出
来的，一个旨在调节身心阴阳平衡和阴阳和谐的瑜伽修炼体系。哈他瑜伽认为，人体包括
两个体系：一为精神体系；二为肌体体系。哈他瑜伽与上古时即已达到很高水平的印度传
统医学——夜柔韦陀医学，有着很密切的关系。夜柔（Ayur）即"生命"之意。夜柔医
学即是印度古老的生命医学。在现代西方医学尚未传入印度之前，数千年来，印度的夜柔
医学和中国的传统中医一样，发挥着祛病健身、救死扶伤的伟大作用。

尽管哈他瑜伽形成了自身的一个相对独立的修行体系，但瑜伽师和印度传统的夜柔医

学家们仍然强调，修学者应尽可能多掌握一些与哈他瑜伽的呼吸或姿势密切相关的传统医学知识，如阴阳（Hatha）学说，气脉（Pneuma and Nadi）学说，病源学说，以及一些生理学、解剖学等。

哈他瑜伽是目前世界上流行最广的一种瑜伽，这种瑜伽由很多种呼吸方法、体式和复杂的动作构成。在练习这些繁杂的呼吸方法和动作时，十分强调对这些呼吸和动作力求做到有效的控制和平衡。在不断提高对这些高难度动作和呼吸方式的控制与平衡中，来实现哈他瑜伽的主要目的：Hatha——阴阳的和谐与统一，也即体内的各大系统之间的和谐与统一，身与心之间的和谐与统一，以及人与周边生活环境的和谐与统一。

哈他瑜伽通过几千年的实践，发展出一系列完备的姿势和呼吸方法。这些方法可以非常有效地协调生理和心理，使身心达到高度有序的和谐状态。故哈他瑜伽对提高身体的柔韧度、协调度，预防疾病、平复情绪、塑造体形、消除疲劳等方面有着很好的效果。近几十年来，哈他瑜伽迅速流传到全世界，受到很多都市人的喜爱。哈他瑜伽在向世界各地流传的过程中，演化出了一些新的更有针对性的亚流派，如力量瑜伽、流瑜伽、高温瑜伽等。

特点

哈他瑜伽重在体式和呼吸，从体式开始练习，主要练习如何控制身体和呼吸，更深一层的效果是使身体有序运转，从而使心灵获得宁静，变得祥和。同时要规范自己的生活，要适度地练习、正确地呼吸、积极地思考和冥想、规律地休息放松、合理的饮食。哈他瑜伽强调练习者对每一个体式的感觉，而不是做到完美。练习者需要完全集中意识，身体和精神配合协调，练习可以给身体和精神带来幸福感。

（六）昆达利尼瑜伽（Kundalini Yoga）

昆达利尼（Kundalini）一词来自梵语，意为"生命能量""生命力""灵能"或"意识能"等。昆达利尼是指人类未被开发的与生俱来的创造潜能，隐伏在身体脊椎底部盆骨里一块三角形骶骨腔内卷曲成三圈半的能量，通常被描述为"沉睡的灵蛇"。通过练习昆达利尼瑜伽将这股能量唤醒和提升，从身体的中脉通过其上的5个气轮，穿越顶轮和头盖骨，与宇宙的能量接通，令人达到自觉的境界，即"天人合一"的状态。

昆达利尼瑜伽在印度的历史很久远，是印度最早的瑜伽流派之一。昆达利尼瑜伽和印度的传统医学以及印度教与佛教密宗里的诸多瑜伽实践方法，都有着很深的渊源。因为昆达利尼瑜伽的修行方法和实践过程不易掌握，所以历代修学昆达利尼瑜伽者大多是有一定基础的瑜伽师或职业瑜伽修行者在学习这种特殊的瑜伽。但由于昆达利尼瑜伽在深度调整身心和引发觉性的快速成长，以及短时间内即可获得生命的开悟等方面的效果十分神奇，所以昆达利尼瑜伽至今仍然是瑜伽流派中最主要的修行方法之一。

特点

　　昆达利尼瑜伽是集身体、心意和灵性于一体的禅修瑜伽，它结合动态的体式和静态的体式。相比其他瑜伽，它特别强调呼吸技术、冥想以及唱颂冥想。着重能量的唤醒与提升，通过呼吸、姿势、唱颂、冥想，能量被启发，经过体式练习后，身体轻松、精神放松、安静、集中。

　　随着瑜伽的发展与演变，其中某些特点被深化、拓展，逐步形成具有某种特质的现代瑜伽流派，其中最有代表性的有以下几种。

1. 阿斯汤加瑜伽（Astangha Yoga）

　　阿斯汤加瑜伽也叫力量瑜伽，由现代哈他瑜伽之父克里希那马查创立，由其弟子 K. Pattabhi Jois 完善。最初创立阿斯汤加瑜伽是为了适应学生的需要，当时大多数学生为运动员身份的年轻人，所以体式内容相当具有挑战性。

　　阿斯汤加瑜伽是一项严格的练习，共分为六个级别，每个级别由 60 个左右的体式组成，而且要严格按照规定的顺序练习，不能颠倒完成。每种级别的动作编排是固定不变的，都以 5 遍太阳祈祷式 A 和 B 开始，中间有大量的体式练习，最后以倒立和休息术结束。这种固定体式组合也称为 Vinyasa，即呼吸与体式同步的意思。每个体式之间通过身体动作配合呼吸的联结。这样连续不断的动作练习的目的在于消耗大量热量，以清洁身体，排出毒素，强度非常大，练好第一级别就需要 3～5 年的时间。阿斯汤加瑜伽可以均衡地锻炼身体的力量、柔韧度和耐力。另外，阿斯汤加瑜伽要求的呼吸方式，以喉咙能轻微发出声音的乌加依呼吸为主，注重在练习时倾听和专注于练习者本人的呼吸，帮助内收注意力，以此慢慢进入冥想的境界。

　　阿斯汤加瑜伽中在身体层面获得力量和柔韧性的平衡。大部分国家很多健身爱好者都热衷于此类瑜伽。在我国阿斯汤加瑜伽课程受到年轻人的欢迎，但大多以初级为主。这种瑜伽对练习者体能素质要求很高，每个级别里的体式固定不变，因此要求练习者身体健康，并且极有耐心。

2. 艾扬格瑜伽（Iyengar Yoga）

艾扬格瑜伽是由国际著名的印度瑜伽大师 B.K.S.Iyengar 创立的，他将瑜伽与医学科学相结合，借以改善人们在生理及心理上的种种问题。特别注重人体的正确的摆放、生理结构、骨胳肌肉的功能等，强调体式动作的精准，有矫正和恢复身体的效果。艾扬格瑜伽的练习关注身体各个部位的相互配合、绝对正确的位置和对肌肉收紧放松的控制，非常适合初学者，能帮助他们建立良好的瑜伽姿势基础，同时也适合需要改善身体姿势的人群习练。艾扬格瑜伽特别重视"站式"的锻炼，呼吸技巧则稍为次要。

此外，艾扬格认为因受自身形体上的限制，习练者在练习过程中完成不了的体式需要借助工具完成相应的体位练习来提高姿势的准确性，这些道具包括毛毡、砖、揽枕、椅子、绳子等。在一些瑜伽馆内，此课也称"辅助瑜伽"，非常适合男士、身体柔韧度不够理想、身体部分位置有不适感的学员习练。道具的辅助会让练习者对某些瑜伽体式不再感到恐惧，从而在一段时间内使身体逐步适应各个体式带给身体的改善效果。

3. 流瑜伽（Vinyasa Flow Yoga）

流瑜伽诞生于西方，是哈他瑜伽与阿斯汤加瑜伽的混合体。它的教义和难度介于两者之间，可说是阿斯汤加瑜伽的降级版本，哈他瑜伽的升级版本。流瑜伽强调整体安排的流程和连续性，这种串联连贯有意识地将练习者的身体、呼吸、心灵贯穿于持续联动的体式练习中。一般一个呼吸，一个动作，行云流水，一气呵成，侧重伸展、力量、耐力、专注力，每次练习都是唤醒和维持意识的过程。和阿斯汤加瑜伽相同的是其中串联体式过渡方式，即是从一个体式平稳地过渡到另一个体式，通过保持呼吸节奏的连贯，同时维持着不同幅度的体式时间。不同的是，流瑜伽不是固定所有练习环节和体式，有更多的可变性，让练习者有更多的发挥空间，对于练习者来说，达到了身体舒展的目的。适合健康的年轻人，减肥排毒的人，对有轻度自闭症、注意力不集中的人有很好的调理效果。

流瑜伽每个级别的初始动作也是从太阳祈祷式 A 和 B 开始，练习数次，而后进行单个动作练习，最后以倒立和休息术结束。阿斯汤加瑜伽里最经典也是最累人的 Vinyasa 动作被简化甚至不用了，从而节省了练习者的体力，但它比传统的哈他瑜伽体能消耗更大。

4. 阿奴萨拉瑜伽（Anusara Yoga）

阿奴萨拉瑜伽是由美籍瑜伽大师 John Friend 创立的。许多人认为它是流瑜伽与艾扬格瑜伽的延伸，是一套富有创意，强而有力且细腻的哈他瑜伽。阿奴萨拉瑜伽提出了关于身体顺位的原则。顺位的意思是顺序、次序，在瑜伽中顺位的意思是按照身体的理想蓝图，调整身体的骨骼、关节和肌肉入位。同时在体位保持时仍然能够不断地调整身体的这些部位，不断地接近目标。当然还有一个很重要的前提，就是我们的意识更应该首先入位。

在阿奴萨拉瑜伽中，体式的练习始终遵循通用顺位法则。这五个主要的法则应用在每个体式当中：优雅打开、肌肉能量、内螺旋、外螺旋和组织能量。阿奴萨拉的重要意图就是发现人们的真实本性是至高无上的，闪耀的生命本质显现为神圣的爱与美。在阿奴萨拉瑜伽中，体式不仅是一种手段，连接人们无限喜悦的内在自我，而且是一种方法，让人们去艺术性地表达与宇宙共舞的欢乐。这种意图在应用通用顺位法做体式练习时会得到更加充分的体现，这会帮助人们发掘所有的潜力找到体式的最佳排列。

5. 内观流（Inside Flow）

内观流瑜伽是由德籍韩国瑜伽老师 Young Ho Kim 创造而成的瑜伽体系。内观流瑜伽是调节身体、心灵和灵魂的方式。内观流瑜伽通过对呼吸的调节，达到对肌肉的调节，通过对肌肉的调节影响内脏能量的运转，通过能量的平稳运转净化精神系统。音乐是内观流瑜伽课的重要组成部分，序列以音乐为基础，与音乐完美结合，就像身体作曲一样。音乐从练习者的身体开始，练习者轻轻地从一个体式过渡到另一个体式，进入一种近乎冥想的状态，将心中的不安、情绪和秘密遗忘。

内观流的三大重要要素

体式排序、呼吸、音乐。一个好的排序体式让练习者在练习过程中可以加深自己的呼吸，身体也体现了音乐的情感状态，这样可以帮助练习者与自己的感觉相连接。呼吸作为瑜伽的灵魂，贯穿于身体每次的扩张与收缩，同时也引领练习者在整个动态序列中去控制呼吸。通过调节呼吸来调动肌肉的能量运作，这需要对身体有很强的控制力，当然这种控制力可以通过不断的练习来加强。音乐是调节身体、心灵和灵魂的方式，从中我们可以学会如何找到物质和精神的联系。

内观流瑜伽最大的好处就是用音乐贯穿课程安排、老师指导、学生练习心境和心灵，可以让练习者敏锐地觉察到自我能量的转化，直到音乐和瑜伽达到完美的结合。这是一种看起来像舞蹈，却又是由瑜伽体式、呼吸和音乐合为一体的内观流瑜伽，它使练习者轻松进入 Vinyasa（串联）的习练，亦让教学者的授课方式变得前所未有的律动。

6. 阴瑜伽（Yin Yoga）

阴瑜伽由美国瑜伽导师 Paul Grilley 结合印度瑜伽、中医学、中国武术、解剖学而创建。阴瑜伽强调的是整个身体的放松，清空一切杂念并结合缓慢自然的呼吸，长时间的动作保持，在肌肉完全放松的状态下，练习骨骼以及结缔组织，调节神经系统，增强耐力以达到身心合一的境界，男女老幼都可以练习。

7. 热瑜伽（Bikram Yoga）

热瑜伽也是近年来瑜伽练习中非常流行的一种方式，它对场地和温度有严格的要求。在 38～42 摄氏度的高温环境下练习一套固定序列，由 26 个基本体式组成，每个体式做 2 次，一般保持 30 秒，基本上 10 分钟后就会大汗淋漓。在高温下身体四肢会更加伸展，快速出汗，可以帮助改善偏头痛、腰背痛、刺激神经和肌肉系统。热瑜伽对于减肥、排毒、塑身都有很好的效果，是比较流行的创新练习方法。适合身体健康，或者患病隐患的人及想减肥排毒的人。

8. 空中瑜伽（Anti-Gravity Yoga）

空中瑜伽又称反重力瑜伽，是一种新型瑜伽方式，由美国人克里斯托弗·哈里森（Christopher Harrison）创立。他曾是世界级体操运动员，后成为职业舞蹈家。他因长期在世界各地演出，身上多处带伤，后来他发现伤口愈合与积极的心态密不可分，瑜伽恰好有助舒缓心情，1996 年到印度进修时期受开导，创编反重力瑜伽。

空中瑜伽是以传统哈他瑜伽的体式，利用地心引力、离心力和练习者身体重量通过空中瑜伽吊床去加深体式的伸展、阻力和正位能力，具有极好的放松、疗愈、瘦身效果，比哈他瑜伽更具趣味性和互动性。它能完成脊柱的自然牵引，迅速改善肩颈后背酸痛和失眠烦躁等常见问题。因为吊床会加强伸展力和阻力，并且在截留血液后放松，身体有强热感，所以能更好地疏通经脉，而且减脂效果显著。

9. 寰宇瑜伽（Universal Yoga）

近几年十分流行的一种流派，寰宇瑜伽是由乌克兰人 Andrey Lappa 大师所创立的，一套综合各个瑜伽宗旨的系统，全方位的瑜伽体系。它建立在吠陀的概念之下，遵循了自由、觉知、创意这三种不变的法则，结合体位法、呼吸法、禅定冥想、集中法、唱颂、感官收敛法、凝视观望法在一起，同时在人体各个层鞘之间都达到合一、控制和平衡。通过正确练习会很快的提升身体的阴阳平衡，有效的唤醒深层觉知。

寰宇瑜伽特点之一是注重体式与意识相结合。在寰宇瑜伽的练习中，不只是针对身体的体式练习，还要透过体式来影响到练习者的意识。其特点之二在于寰宇瑜伽的练习主要在十字垫上完成，即下垫横放，上垫竖放，在十字垫上转向的同时完成体式强化、伸展、平衡的训练。

瑜伽的益处与健康价值

一、瑜伽的益处

瑜伽在近现代得到广泛的传播与其理念、内容、流派等因素密切相关。其中，大众对健康、审美的生活需求更是为瑜伽的发展提供了广阔的空间。

根据现有大量科学研究表明，练习瑜伽可以带来以下益处：

◎ 促进心脑血管循环

◎ 提升心肺功能，稳定血压、降血脂

◎ 增强骨密度、降低患关节炎风险，促进骨骼系统健康

◎ 激活免疫系统

◎ 促进神经系统发展与放松

◎ 提升消化系统功能

◎ 提升力量、柔韧、平衡等身体素质

◎ 改善体态和身体姿势

◎ 舒缓情绪，消除紧张

◎ 提高专注力，建立自信

◎ 提升社交能力

◎ 创造良好的生活方式

从塑身的角度来看，瑜伽可以帮助肌肉增加力量。瑜伽体式会拉长和强化相互对应的肌肉群。如战士一式中屈膝90°，弯曲腿的大腿前侧股四头肌对抗重力，作离心拉长。与此同时，上半身手臂肌肉会向心缩短，把肱二头肌回拉向耳侧。这样平衡的收缩和拉长肌肉会促进细长的肌肉，最终会比短而紧的肌肉更具耐力，不易受伤。一般情况下瑜伽练习均作为有氧练习形式广泛开展，因此正如有氧运动的所有特性，不仅有消耗脂肪、提升心肺等功能，瑜伽通过呼吸练习，还能在体力活动过程中更好地促进新陈代谢。

二、瑜伽的健康价值

1. 瑜伽的健身价值

瑜伽与体操、健美操、形体操等动感十足的健身方式不同，它以其独有的运动特点来达到健身、塑形和改善体态的效果。现代瑜伽已经超越了传统瑜伽中苦心修行的境界，通过瑜伽呼吸法、体式法、冥想和放松练习，可达到舒展筋骨、放松身心、健美形体、通畅经络的独特效果。瑜伽体式可以使身体的肌肉慢慢地被拉伸，给身体带来无限的能量。现代医学证明，瑜伽可以有效调节人体神经系统，促进人体骨骼、内分泌系统等各大系统，降低高血压、高血脂、心脏病等多种疾病的患病风险，进而改善身体健康状况。

此外，瑜伽不仅可以从外观方面塑形、改善不良体态，瑜伽练习还可以让紧张的肌肉放松下来；可以改善人的体形使之变得更为匀称、线条更加优美。瑜伽有助于固本强神、舒筋活络，保持优雅的身形，轻盈灵动的姿态，形成正确的体态和形体，从而塑造自然、美丽、年轻的体形。

瑜伽同时还能提高力量、柔韧、灵敏、平衡等身体素质，按照正确的方法练习瑜伽，身体肌肉的伸展、拉长，可防止肌肉组织功能下降，使肌肉富有弹性，消除肌肉萎缩和关节僵硬，使肌肉的肌纤维拉长、变细，身体的柔韧性得到改善，身体僵硬的部分得到舒缓，肌肉线条更趋于完美。瑜伽动作美观大方，要求姿势、力度、表现力都能准确到位，瑜伽是多部位、多关节的同步运动，需要身体各部位的协调配合，从而提高了人体的协调性和灵活性，以此达到全面增进身体健康的目的。

2. 瑜伽的健心价值

瑜伽不同于其他的健身方式，它通过呼吸、意识和姿势的结合，达到身心双修的目的。瑜伽练习讲究在宁静的心境下进行身体的舒缓伸展，将所有的注意力集中在每一个动作所产生的感觉上。清新、自然的环境加上婉转流动的音乐，练习者的身心将会沉浸在无比宁静的氛围中，可以净化心灵，调整情绪，所以瑜伽呼吸和伸展的练习能使人们保持健美的体形和旺盛的生命力。瑜伽相似于渐进式肌肉放松训练，通过瑜伽锻炼可以放松身体来达到心理状态的放松。深呼吸有安定心神的效果，因为呼吸与支配情绪的自主神经有密切关系，呼吸由自主神经所支配。

瑜伽所带来的良好心理效应必然会对人们后续的心理发展产生良性影响。实践证明，长期坚持习练瑜伽对于人的心理健康具有明显的促进作用，可使困惑、疲劳、焦虑、抑郁和气愤等不良情绪得到显著改善。同时还能培养顽强的意志，人们在习练瑜伽时有明确目标，初学瑜伽会遇到很多困难，如动作僵硬、柔韧素质差、动作不协调。瑜伽以独特的魅力吸引着练习者克服困难，坚持下去，使其意志力逐渐增强。通过观察和研究习练者会发现，他们中大多数人具有坚强的意志力，能够长期坚持习练，从而真正感受到了瑜伽的魅力并从中受益。瑜伽练习可以增强自信、体现自我价值、完善人格，能增强幸福体验、降低抑郁、减少心理疾病的发生。目前瑜伽的健心、理疗功能已被广泛应用到各类体育竞赛、医学康复等内容中。

3. 瑜伽的社会价值

瑜伽因其侧重身心结合，具有精神专注、动静结合、量力而练的练习特点，不仅能改善人体生理机能，还能关注精神层面，促进心理健康发展。另外瑜伽练习对人们的美育修养、思维方式、价值观念、行为规范、人格教育等方面同样具有积极影响。

瑜伽练习能提高审美能力，陶冶审美情操。瑜伽是一种柔和、均匀、舒展、缓慢的身体运动，它能培养人感受美、鉴赏美、创造美的情感和能力。瑜伽是一种关注自我身心发展的运动实践体系，通过练习最终可让身体、心灵得到和谐发展。在瑜伽练习中人与人之间要平等对待，发展和谐、博爱、和平等情谊，因此瑜伽是一种个人化体育锻炼，强调专注自己的练习感受，不和别人攀比，不具有竞争性。这种练习特点使不同性别、不同年龄、不同职业的练习者可以在一起享受舒展四肢、放松心情的快乐，并在相互交往中互敬互爱、互相帮助，从而结识更多的朋友，满足人际交往的需要。

受瑜伽哲学影响，瑜伽练习要求将爱心和奉献精神贯穿始终，这样不仅可以提高人们的身心健康水平，还可以提高思想道德水平，符合和谐社会的道德文化建设的需要。在日常生活中，将博爱之心奉献给那些需要帮助的人，可以使人们的内心得到极大的满足和幸福，内心幸福可以更进一步促使我们的身体更加健康，这些都是相辅相成，相互促进发展的。

瑜伽不是一种宗教信仰，也不会和任何文化或信仰产生冲突。通过瑜伽练习能消除练习者和他人之间的障碍、和宇宙精神之间的障碍，并建立更加深入的联系。所以可以选择一种自己喜欢的或感兴趣的流派，让瑜伽融入我们的生活，在我们的生活中产生积极的影响。同时我们必须聆听内心的真实想法，并且予以实践。正如瑜伽的八支在身体、心灵和精神方面所阐述的，瑜伽不仅仅是一种体育锻炼方式，更是在有形的实践中，无形地帮助我们在身体、心灵和精神都强壮健康的情况下获得真正的平静和喜悦。

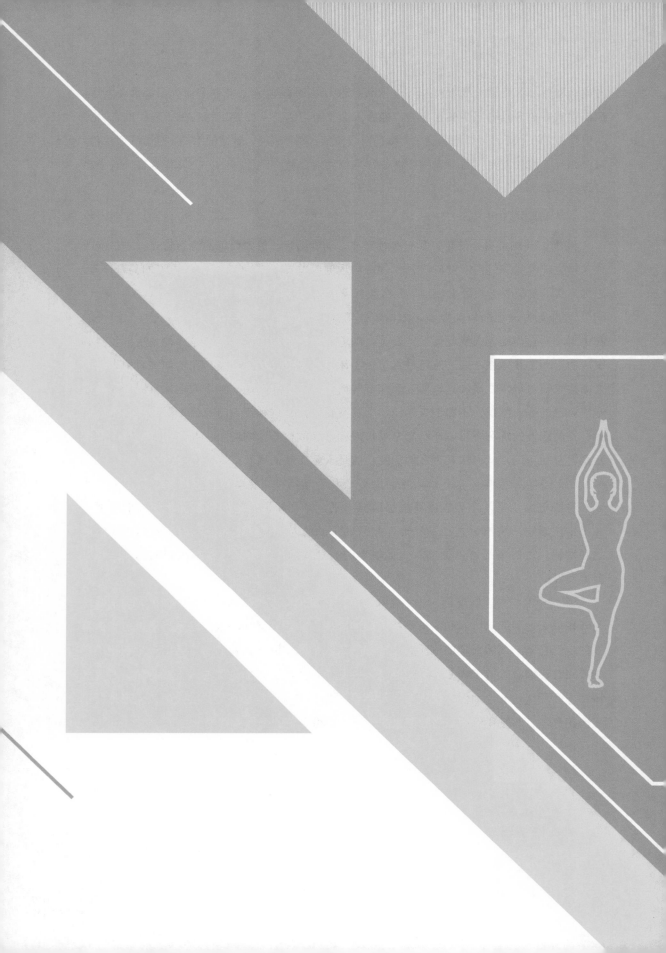

第二章
校园瑜伽与竞赛

　　学校是我国校园瑜伽推广的主阵地，瑜伽因其特有的教育价值受到广大参与师生较为一致的认可。竞赛作为体育项目一种最表象、最直观的竞争形式受到人们的关注和喜爱，在瑜伽项目中也具有广泛的群众基础。在本章节中，我们将学习校园瑜伽概述、我国高校瑜伽的组织形式与管理、校园瑜伽的价值及其发展策略，了解健身瑜伽竞赛，以此更全面掌握校园瑜伽发展路径和竞赛规则体系。

　　我国校园瑜伽是伴随着瑜伽在国内大众健身人群中的传播发展而萌芽的。瑜伽无须巨大的教学场地设施经费投入，动作简单易学，有益于增进学生身心健康，满足学生多层次体育学习的需求，丰富学校体育教学内容，具备引入学校体育课堂的独特条件。21世纪初，瑜伽市场化的风靡受到国内教育界关注，瑜伽教学内容也逐渐融入我国高校体育课程教学。2004年，南方医科大学将瑜伽纳入高校体育课堂运动项目，成为较早设置瑜伽课程的国内高校。此后全国其他高校竞相在体育基础课或俱乐部教学中开设瑜伽课。受瑜伽进入高校的影响，我国中小学瑜伽教育得以启蒙。瑜伽从最初作为中小学课间操的一种练习形式，也开始归于体育教学课程内容，部分学校甚至把瑜伽视为缓解高三学生考试前身心压力的利器。瑜伽以体育教育的形式由市场（民间）全面进入学校，成为我国学校体育课程的一个门类，既进一步提升了瑜伽作为一种运动形式在中国社会的认可度，也拓宽了瑜伽自身的普及范围。我国校园瑜伽如今已演化为以青少年学生为教学对象，以校园为传播范围，以瑜伽体式为练习手段的一种体育教育过程，成为国内瑜伽实践推广的主渠道及重要基石之一。基于组织化程度、普及规模和开发深广度与中小学比较，高校是我国校园瑜伽的主阵地。

　　高校瑜伽主要以满足在校大学生的实际需求，结合学校或地区特色开展教学。瑜伽中的体式法、调息法、专注练习能够直观地展现教学效果。通过肢体舒展、呼吸掌控与专注练习（冥想是深度专注后自发产生的状态，故一般的冥想从严格意义上讲只能称为专注练习），学生逐步由外在习练转向内在改变，不仅能够改善体态，更能提高情绪控制能力，提升稳定性与专注力。此外，一些特色院校（如医科类大学）可在教授基础瑜伽内容的前提下，结合本校优势学科，开设具有本校特色的瑜伽课程（如理疗瑜伽）。为实现瑜伽教学的本地化、特色化，多学科教师可以协同完成教学甚至通过高校间互助合作开展瑜伽教学。

第二节
我国高校瑜伽的组织形式与管理

　　随着大学生群体对瑜伽的认知度越来越高，不但全国各普通高校以及上海体育学院、武汉体育学院、首都体育学院、广州体育学院、南京体育学院等专业类体育院校相继开设瑜伽课程，而且吉林体育学院、沈阳体育学院还招收了瑜伽方向的本科生。与此同时，很多高校以学生体育社团的形式积极成立各种瑜伽协会、瑜伽俱乐部或瑜伽兴趣小组。当前高校瑜伽主要以体育课堂教学、课外运动竞赛、体育社团、体育科研和体育专业培养为主要形式。

　　从宏观上看，目前我国高校瑜伽的组织形式属于一种行政和社会相结合型模式，即：国家教育部的直接领导，教育部体卫艺司—各省市自治区教育厅或教委—全国各高校层层逐级向下延伸，对瑜伽教学、群体活动、科学研究和专业人才培养等进行组织管理，监管职能下放，各省区市教育厅（教委）下属的体卫艺处承担具体的领导管理职权；全国性大学生瑜伽竞赛则由中国大学生体育协会总体负责组织，各省区市大学生体育协会承担本区域相关赛事。教育系统对高校瑜伽的这一宏观组织管理形式，与学校体育其他运动项目类似。但在体育系统内部，除了国家体育总局与各省区市体育局作为瑜伽的体育行政主管部门之外，还有国家体育总局于2016年初成立的全国瑜伽运动推广委员会，它们共同承担协助教育部门对高校瑜伽竞赛和瑜伽市场化开发进行相关业务培训和专业指导的职能。

　　从微观上看，非体育专业类高校校园瑜伽的教学、竞赛、课外活动等内部管理工作主要由学校体育部（学院、系、教研室）负责，专业类体育院校则由下属的二级学院（系）负责。在全国性大学生运动竞赛的组织领导方面，中国大学生健康活力大赛是由中国健美操艺术体操协会（CSARA）每年定期举办的国内高校单项体育赛事，比赛分为健美操、艺术体操、啦啦操、健身健美、体育舞蹈、校园健身舞等大类，包括健身健美、瑜伽、街舞、排舞、中国风健身舞蹈、节奏体语、健美操、艺术体操、啦啦操、体育舞蹈、竞技健身操等众多比赛项目，它们都属于体育艺术类项目。自2014年以来，中国健美操艺术体操协会把瑜伽归于健身健美大类，每年组织全国大学生健身健美、校园健身操舞锦标赛。与之相匹配，一些省市大学生体育协会相继下设了瑜伽分会，很多省市和高校也随即将瑜伽纳入健美健身类比赛范畴，然而在高校瑜伽师资、教练员专业培训方面，教育系统的组织管理功能却相对薄弱，国家体育总局和瑜伽社会团体主要承担了该部分的功能。

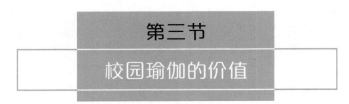

第三节
校园瑜伽的价值

一、道德规范价值

习练瑜伽必须首先修行道德规范。印度的古典著作《瑜伽经》将瑜伽修习过程分为8个连续的阶段（即瑜伽的八支），其中前两个阶段主要是对思想、语言、行为的规范与控制。第一阶段禁制（Yama），主要指人对外在的控制，在处理外在事物时遵循规律，借外在来约束净化心灵，其内容包括非暴力、不说谎、不偷盗、不淫欲、不贪婪等，属于生命修为的基石；第二阶段劝制（Niyama），主要指人对自身内心的控制，通过对心性的自我规范，进行自我约束和心灵净化，以达到锻炼身心的目的，包含净化、知足、自习等。上述两个阶段是人们练习瑜伽的基本准则，道德不好、心意不正就很难使内心平静、继而达到瑜伽的最终目的。如果大学生能做到以上述"善"的境界练习瑜伽，变得更包容，必将有利于社会公德心的形成，还能促进人与人、人与自然、人与社会的和谐。

二、生态意识价值

瑜伽体式的创立是印度瑜伽大师们与大自然朝夕相处而得来的灵感，他们根据"物竞天择、适者生存"的法则，通过自身多年的运动实践探索，感受到身体发生的有益变化，从而创造出树式、风吹树式、鱼式、花环式等一系列与动植物相似的瑜伽象形动作。印度瑜伽从创立理论到实践操作层面一直践行的生态和谐观，主要体现在人与自然的关系上，和谐是瑜伽追求的终极目标和价值取向。在现代社会的生态文明建设中，生态意识起着先导性作用。国内高校体育教师十分赞同"生态瑜伽"理念，在课堂上对学生灌输练习瑜伽应该考虑时间、环境、季节等因素的思想，让学生们逐渐认识到如果想达到最佳身体锻炼效果，必须顺应季节气候的变化，根据自己的体质类型选择不同的习练内容。

三、自我认知价值

瑜伽以道德为约束和准则，注重体悟和理解。《瑜伽经》指出：控制心灵的变化就是瑜伽，如果能控制心灵的变化，就可以达到瑜伽的目标，印度瑜伽的所有知识都以此为基础。我国当代大学生活泼好动、兴趣广泛，但学习压力大，自控能力差，缺少吃苦耐劳的精神。瑜伽体式学习通过对肌肉动作的控制，可以培养学生坚韧不拔的品质，使自身内在潜能充分挖掘出来，进而帮助他们有效约束自身行为，做到处变不惊、三思而行，逐步建立"控制"健身理念，将思想与身体完美结合。瑜伽没有外在的统一标准，每个人都有属于自己的目标，在习练中更加注重自我感觉，以自身作为比较对象，并不过于看重与其他人的比较。

四、审美礼仪价值

美育作为体育教育的重要组成部分已越来越受到人们的重视。瑜伽既包括体式变更的动态身体活动，也包含静坐、冥想等静态体姿，瑜伽的美通过人体的各种形式展现出动静相宜、对称均衡，恰似"静若清池、动如涟漪"。体式练习中的展臂、提臀、转体等动作舒展大方，伴随着音乐和肢体语言融为一体，给人以美的感受。瑜伽中的拜日式由一系列体式组成，在动作的编排上，后弯体式之后安排前倾动作，表现出人体的对称均衡美。身体蓄势待发，然后气灌全身，脊柱一节一节伸展到蛇击式，动作舒展自如，体现出动态活力美。这节奏、这旋律、这和谐等，它们离不开生命的表现，它们不是死的、机械的、空洞的形式，而是具有丰富的内容，有表现、有深刻意义的具体形象。伴随瑜伽动作中的静坐、冥想，在音乐的引导下，练习者的肢体伸展至一定程度，感受心灵的气爽神怡。正如罗丹所言：运动中的人体肌肉会真实表达出内心的变化。

此外，瑜伽还很看重日常行为礼仪教育。练习瑜伽的第一个基本礼仪是尊重，包括对他人和自己的尊重。虽然在瑜伽课上大部分时间以姿势或肢体活动为中心，但练习过程中教师会强调尽量做到专注、认真。例如：上课时应该关闭手机，不迟到，因为手机铃声和迟到既会打扰同学们练习的专注，也会影响老师的教学；瑜伽课堂上提倡脱鞋进教室，光脚练习，有利于保持练习环境的清洁卫生；学生必须了解自己的瑜伽水平，如果教师教的的体式自己无法完成，学生可以请求老师给出退阶的变体练习，以免对其他同学的学习产生误导。

一、扩大校园瑜伽师资队伍

随着瑜伽热在国内的持续升温，本行业发展对高素质瑜伽专业人才的需求已迫在眉睫。大力提高国内健身瑜伽教练员（教师）专业人才队伍整体质量，成为保障瑜伽在我国良性发展的又一关键。然而，无论是我国校园瑜伽或瑜伽健身市场，本行业瑜伽师资队伍在数量和质量上都有很大提升空间。我国瑜伽在吸引固定女性消费群体的同时，势必要扩大男性人群参与比例。我们要充分利用高校知识密集、人才汇聚的优势，从知识结构、价值观念、道德审美、行为习惯、运动技能、体育精神等方面，按学习阶段的不同，分层次健全与完善瑜伽人才培养评价标准，鼓励更多的专业体育院校在体育教育学、休闲体育学、体育管理学等领域设置瑜伽专业（课程），进行本科、硕士、博士不同层次的体育专业师资人才培养，积极创建一支数量可观、技术过硬、素质优良的健身瑜伽专业教练员（教师）师资队伍。依托经过认证的高校或国内资深培训机构，开展必要的相关师资培训，培养一批掌握瑜伽健身知识、瑜伽运动技能和方法的高素质复合型人才，加快中国校园瑜伽的发展进程。

二、开发场地设施

高校瑜伽教师应努力争取院校在开课场地、教学设备等方面的支持。改善瑜伽教学环境，以安静而有大量清新空气的地方为佳。它可以是户内的，如果天气允许的话也可以在户外。在场馆内最好将健美操房和瑜伽室分开，在瑜伽室内通过摆放绿色植物调节光线来营造清新自然的空间。同时，可以争取校际合作开课，给学生提供更多的瑜伽练习场所。

三、构建适合不同人群的多元课程内容结构体系，注重实践性与理论性有机结合

作为一个从实践中衍生出来的健身方式，瑜伽成为我国正式开展的体育运动项目已是大势所趋。从运动项目的角度评判，校园瑜伽必须首先注重瑜伽技能的实践学习。然而，

遵循任何体育项目运动技能形成的基本原理，注重实践的同时也必然要重视理论学习。因为，针对一些瑜伽知识尚浅的初学者，瑜伽课程学习的内容在实际教学过程中侧重运动技能实践而非理论学习，以起到启蒙教育的作用。但对于一些已经具备了瑜伽练习基础的学习者，就要让他们在对瑜伽运动技能实践进行巩固提高和融会贯通的前提下，适当加大瑜伽基础理论知识、瑜伽健康生活方式的灌输。因此，有必要将瑜伽课程学习分为初期的实践传授为主和后期的实践与理论相融合、理论教学比重适当加大两个阶段，充分运用体育课程自我评价的积极导向及促进作用，构建多层次、多类别、形式各异的瑜伽课程评估体系，倡导学生从自身实际出发，选择参与不同类型的瑜伽课程学习。通过设置包括课程教学目标定位、内容组合、适用范围、局限性、教学环节、延伸课程指导等在内的多元瑜伽课程内容结构体系，注重实践技能的延展，进一步培养学生把瑜伽健身视为一种生活方式、生活理念的意识，以修身塑德为重点，以培养良好的体育锻炼习惯为突破口，融理论教学于实践教学之中，实践与理论有机结合。

第五节
健身瑜伽竞赛

一、健身瑜伽竞赛发展路径

瑜伽在我国发展的过程中与全民健身和全民健康深度融合，结合我国国情和大众健身需求，在传统瑜伽基础上，研究制定出了一套符合国人需求的体育健身项目。突出瑜伽的健身性、实用性、安全性和愉悦性的特质，通过自身的体式训练、气息调控和心理调节等手段，改善体姿、增强身体活力。

健身瑜伽作为一项具有广泛群众基础的体育项目，从公平、公正、公开的评判角度出发，秉承"以赛促推、以赛促练"的基本思路，编制出科学的竞赛规则、全新的竞赛模式及技术体系，在保留瑜伽的自身特点与文化内涵，引领其发展方向的同时又能打造一个独具中国特色的全民健身项目。从2010年至今，健身瑜伽从概念的提出、发展至成为日渐成熟的竞技比赛项目，其间健身瑜伽竞赛规则、竞赛管理机构、举办大型赛事活动、技术体系的发展及管理办法等也在不断优化完善。

二、健身瑜伽竞赛规则

国家体育总局社会体育指导中心、全国健身瑜伽指导委员会负责对全国性健身瑜伽竞赛活动进行管理或组织，所有全国性及跨省市举办的健身瑜伽竞赛活动由全国健身瑜伽指导委员会进行竞赛组织工作的协调、备案和提供技术支持。

1. 比赛形式

目前全国性比赛形式主要有全国健身瑜伽俱乐部联赛、全国健身瑜伽公开赛、大学生健身瑜伽比赛、各省市举办的全民健身瑜伽大赛、高职院校体育教师技能大赛。

2. 竞赛规则

国家体育总局社会体育指导中心、中国健美协会在2016年主导发布《健身瑜伽竞赛规则及裁判法（试行）》和《健身瑜伽108式体位标准（试行）》，建立我国健身瑜伽竞赛规则与健身瑜伽技术体系，并且开始组织健身瑜伽竞赛及相关认证教育培训。在2018年对《健身瑜伽竞赛规则与裁判法（试行）》进行修订。

（1）竞赛办法

1）比赛分为预赛、复赛、决赛。

2）预赛采用淘汰制，进行规定体式和自选体式比赛。复赛采用评分制，进行规定体式和自选体式比赛。决赛采用评分制，进行自编套路比赛。

3）比赛采用10分制，其中体式质量分值5分；展示水平分值3分；难度分值2分。

4）体式难度包括A级难度（第七级体式）、B级难度（第八级体式）和C级难度（第九级体式）。

5）A组裁判员负责体式质量的评分；B组裁判员负责展示水平的评分；C组裁判员负责难度分值的评分。

6）预赛中前16名的运动员进入复赛，复赛中前8名的运动员进入决赛。预赛、复赛成绩不带入决赛。

7）集体项目只进行自编套路比赛。

（2）竞赛分组

比赛分为社会组和院校组，其中社会组按技术水平分为专业组（专门学习健身瑜伽及从事健身瑜伽教学、训练的人群）、大众组（普通健身瑜伽习练者）。

（3）竞赛项目

主要分为单人项目（男单、女单）、双人项目（混双、女双）、集体项目（5～9人）。

（4）比赛时间（自编套路）

●单人：120秒±5秒。

- 双人：180 秒 ±5 秒。
- 集体：180 秒 ±5 秒。

（5）比赛音乐

比赛必须在音乐伴奏下进行，音乐根据套路的编排自行选择。音乐中不得有唱颂，不得有歌词，不得有含宗教色彩的内容。

（6）比赛服装

1）运动员服装：贴身瑜伽服，简洁得体，美观大方，能充分展现肢体轮廓和体式细节（男运动员不可赤裸上身）；不得有宗教色彩、迷信、广告性质的符号；佩戴组委会提供的比赛号码牌；运动员上身不得出现纹身。

2）裁判员服装。

男裁判员：深色西装外套（左胸佩戴等级裁判员胸徽）；浅色衬衫；裁判员徽章配套领带；深色正装长裤；黑色袜子；黑色正装皮鞋。

女裁判员服装：深色西装外套（左胸佩戴等级裁判员胸徽）；浅色女装衬衫；裁判员徽章配套领带；深色裙子或深色正装长裤；黑色正装皮鞋。

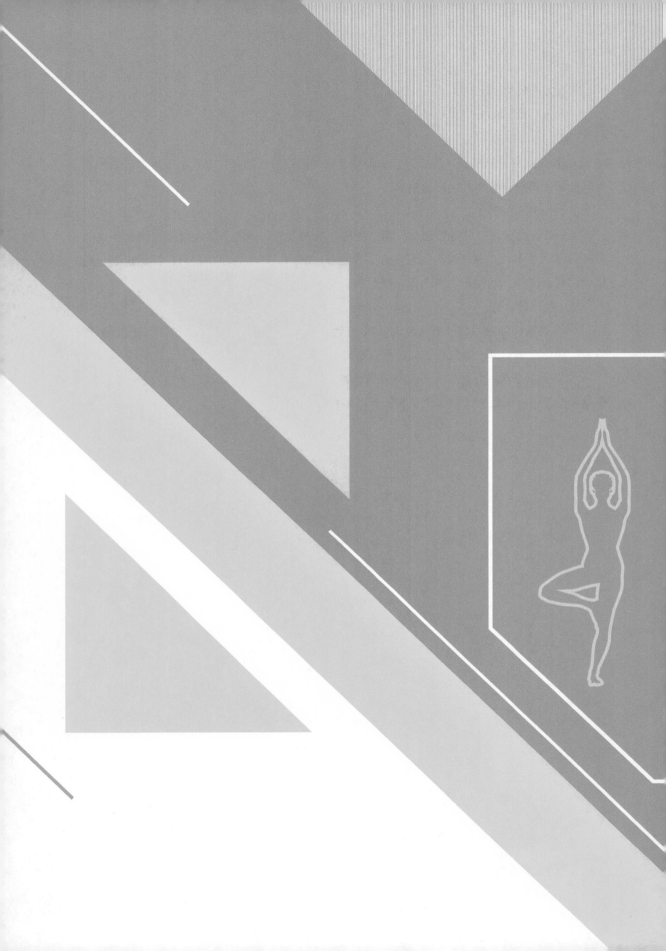

第三章
瑜伽生理解剖与运动模式

　　体式是瑜伽的基础组成部分，在完成每个体式动作过程中，身体的每一个系统都会参与其中，如神经、循环、内分泌、呼吸、消化、免疫、结缔组织、骨骼肌等系统。在瑜伽课上，会经常听到老师说："大臂外旋""肩胛骨后展、下沉"等口令。若不熟悉身体的构造、动作的含义会造成瑜伽练习的障碍，甚至导致受伤。因此为了更好地练习体式，我们首先必须全面地了解人体的生理结构。在本章节中我们将从解剖学的角度学习和了解人体的骨骼肌系统、神经系统、呼吸系统以及瑜伽的运动模式，帮助我们建立人体系统构造与瑜伽体式相互联系的基本认知，运用生理学、解剖学知识掌握身体工作的原理，以此深化体式练习的要领。

第一节

骨骼系统

一、骨骼

人体的骨骼系统是由 206 块骨头及超过 200 个关节组成的，约占成年人体重的 20%。骨骼构成了人体的支架，支持人体的软组织，赋予人体一定的外形，并承担起全身的重量。骨骼亦具有保护体内重要器官的任务，如颅骨保护脑，胸廓保护心、肺等。骨骼也为肌肉提供了附着面，好让肌肉收缩时能够牵动骨骼作为杠杆，并结合关节进行各种各样的运动。骨骼是人体中最耐久的物质，当身体其余构造分解消失时，骨骼还能长存不化。这是由于骨骼中有大量储存的钙、磷及其他微矿物质使得骨骼坚固结实，供人需要时之用。骨骼因承载重量及运动而生长，不同部位有不同的再生速度。骨骼的主要功能为：支持、运动、造血、储存、保护。

人体骨架是以骨骼为主，并佐以关节、韧带、肌腱、肌肉和关节软骨组成的。

骨骼按在人体的部位分类，可分为中轴骨（颅骨、躯干骨）和四肢骨（上肢骨）两部分（见表 3.1 和图 3.1）。

表 3.1　人体各部位骨骼名称和数目

部位		名称	数量	小计	合计
中轴骨	颅骨	面颅骨	15	29	206
		脑颅骨	8		
		听小骨	6		
	躯干骨	椎骨	26	51	
		肋骨	24		
		胸骨	1		
四肢骨	上肢骨	上肢带骨	4	64	
		自由上肢骨	60		
	下肢骨	下肢带骨	2	62	
		自由下肢骨	60		

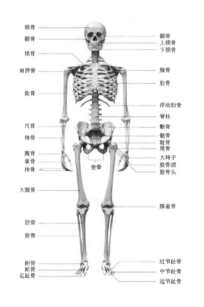
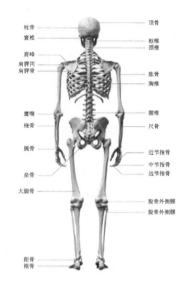

图 3.1　人体骨骼结构图

二、脊柱

脊柱在瑜伽中有着非常重要且特别的意义。大部分瑜伽流派认为人体内有着强大的能量系统，而脊柱则是开启能量系统的重要通道。从解剖学角度来看，脊柱是骨骼系统中最重要的部分之一。脊柱位于人体背部正中，上端接颅骨，中附肋骨，下端达尾骨尖，作为胸廓、腹腔和盆腔的后壁。从侧面看整条脊柱呈"S"形。

成年人的脊柱由26块脊椎骨组成，其中包括颈椎7块、胸椎12块、腰椎5块、骶骨1块、尾骨1块。每一块椎骨与上、下的椎骨组成关节，韧带将这些关节从脊柱顶部到脊柱底部进行连接固定。韧带的连接，能使脊柱保持相当的弹性和稳定性。椎骨之间的纤维软骨，可以吸收震荡，起到缓冲作用，称为椎间盘。椎间盘使椎骨之间能有一定的活动范围，具有较好的灵活性。每块椎骨的中间都上下贯穿着一个空管，它们一个接一个组成一条管道，这条管道称为椎管，里面有脊髓。脊髓两侧连有31对脊神经。在脊柱周围有肌肉包围可以使脊柱进行各个方向的运动。随着身体的运动载荷的变化，脊柱的形状可以随之有较大幅度的改变。

作为人体的中轴，身体的支柱，脊柱具有支撑躯干、保护内脏、负重、减震和运动的功能。人体直立时，脊柱上端承托头颅，胸部与肋骨组成胸廓。上肢借助肱骨、锁骨和胸骨以及肌肉与脊柱相连，下肢借骨盆与脊柱相连。上下肢的各种活动，均通过脊柱调节，保持身体平衡。脊柱的四个生理弯曲，使脊柱如同一个弹簧，能增加缓冲震荡的能力，加强身体的稳定性，椎间盘也可吸收震荡，在剧烈运动或跳跃时，可防止颅骨、大脑受损伤，脊柱与肋、胸骨和髋骨分别组成胸廓和骨盆，对保护胸腔和盆腔脏器起到重要作用。脊柱除支持和保护功能外，有灵活的运动功能。由于脊柱的生理特性可以进行较大幅度的运动，其运动方式包括屈伸、侧屈、旋转和环转等。脊柱各段的运动度不同，这与椎间盘的厚度、椎间关节的方向等制约因素有关。脊柱的弯曲，特别是颈曲与腰曲，随重力的变化而改变其曲度。

三、软骨

软骨是人和脊椎动物特有的胚胎性骨骼，一种无血管组织，可分为透明软骨、弹性软骨和纤维软骨，为一种略带弹性的坚韧组织，提供架构以维持某些身体区域的形状，在机体内起支持和保护作用。软骨由软骨细胞、纤维和基质构成，其中基质占了体积的95%，而水分又占了基质的70%。基质的有机成分主要是多种蛋白，如软骨粘蛋白、胶原和软骨硬蛋白等。软骨的组成使它得以在维持弹性时抵抗压力。软骨存在于许多关节中的硬骨末端、鼻子的一部分与外耳之中。在胎儿和年幼期，软骨组织分布较广，后来逐渐被骨组织代替。成年人软骨存在于骨的关节面、肋软骨、气管、耳廓、椎间盘、半月板等处。

四、关节

骨与骨之间借膜性囊互相连接，其间有腔隙的这一类连接称为间接连接，也称为关节，是骨连接的最高分化形式。这类连结的特点是连接处的相对骨面互相分离，两骨间仅凭借周围的结缔组织膜囊相互连接，其间有间隙，并充以滑液，因而具有较大的活动性。关节是人体骨连接的主要形式，多见于四肢以适应肢体灵活多样的活动需求。在骨骼系统中有三种主要关节类型：不动关节、轻动关节和活动关节，即滑膜关节。

关节的结构可分为基本结构和辅助结构两部分。基本结构包括关节面、关节囊和关节腔；辅助结构包括韧带、关节内软骨和关节唇。

关节除了基本结构外，某些关节为适应其特殊功能（增加关节的灵活性或稳固性）而分化出一些结构，这些结构称为关节的辅助结构。

1. 韧带

韧带是白色带状的结缔组织，质坚韧，有弹性，能把骨骼连接在一起，并能固定某些脏器如肝、脾、肾等的位置。韧带位于关节周围或关节腔内，是连接相邻两骨之间的纤维束，多呈扁带状或条索状，有加强两骨间的连接，增加关节稳固性及限制关节过度运动等作用。有的关节囊纤维层局部增厚形成囊韧带，如髋关节的髂骨韧带；关节囊外独立存在的韧带称为**囊外韧带**，如膝关节的腓侧副韧带；关节腔内的韧带称为**囊内韧带**，如膝关节内的交叉韧带；有些肌腱也可以形成韧带，如髌韧带。

2.关节内软骨

关节内软骨，位于关节腔内，两关节面之间，有的周缘附着于关节囊，将关节腔分成两部，由纤维软骨构成。关节内软骨有的呈圆盘状，中部稍薄，周缘略厚，称关节盘，如胸锁关节内的关节盘；有的呈半月状称半月板，如膝关节内的内、外侧半月板。关节内软骨可使相对两骨的关节面更为适应，以缓冲外力对关节的冲击和震荡，还可改变关节的运动形式和增大关节的运动范围。

3.关节唇

关节唇，为附着于关节窝周缘的纤维软骨环，可增大关节面和加深关节窝的作用，从而使关节更加稳固，如肩关节的盂唇。

4.滑膜襞和滑膜囊

滑膜襞和滑膜囊，有些关节囊的滑膜层面积大于纤维层，以致滑膜折叠，并突向关节腔而形成滑膜襞，其内含脂肪和血管。在关节运动中，当关节腔的形状、容积和压力改变时，滑膜襞可起到填充及调节作用，并可扩大滑膜面积，有利于滑膜的分泌和吸收。有时关节囊的滑膜层从纤维层的薄弱或缺如处向外膨出，伸至肌腱与骨面之间形成滑膜囊，滑膜囊可以减少运动时肌腱与骨面之间的摩擦。

五、关节的运动

关节面的形态、关节运动轴的数量和关节的位置决定了关节的运动形式和运动幅度。描述关节运动的术语是轴和面，根据人体结构分为是三个相互垂直的轴，分别是：垂直轴、矢状轴和冠状轴（见图3.2）。

垂直轴：为上下方向，垂直于水平面（地平面）的轴。

矢状轴：为前后方向，与垂直轴成直角相交的轴。

冠状轴：也称额状轴，是左右方向，分别与垂直轴和矢状轴相互垂直。

在此基础上，人体还可以设立相互垂直的三种面，即矢状面、冠状面、水平面。

矢状面：是指前后方向，将人体分为左、右两部分的纵切面，切面与水平面垂直；

冠状面：也称额状面，是指左右方向，将人体分为前、后两部的纵切面，并与矢状面和水平面相互垂直；

水平面：与上述两面相垂直，将人体横断为上下两部的切面。

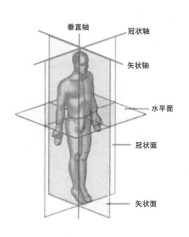

图 3.2　人体的轴和面

关节的基本运动形式有以下几种。

1. 屈和伸

屈和伸：指运动环节绕冠状轴在矢状面内进行的运动。一般将运动环节绕冠状轴在矢状面内向前运动为屈，向后运动为伸。而膝关节以下则相反。如小腿在膝关节处向前运动称膝关节伸，向后贴近大腿的运动则称膝关节屈。在足部，足背向小腿前面靠拢为踝关节的伸，人们习惯上称之为背屈，如勾脚尖动作；足尖下垂为踝关节的屈，习惯上称为跖屈，如绷脚尖动作。在手部，由于拇指几乎与其他四指成直角，拇指背面朝向外侧，故该关节的屈伸运动围绕矢状轴进行，拇指与手掌面的角度减小称为屈；反之称为伸。

2. 外展和内收

外展和内收指运动环节绕矢状轴在冠状面内进行的运动。运动时，使运动环节离开正中面的运动为外展；反之为内收。但有的运动环节的运动特征也有例外，如第二足趾靠拢的运动为收，散开的运动为展；而拇指的收展围绕冠状轴进行，拇指向食指靠拢为收，远离食指为展。

3. 旋转

旋转指运动环节绕垂直轴在水平面内的运动，又称回旋。运动时全骨的运动轨迹呈圆柱形。当运动环节的前面向内侧旋转时称旋内；反之为旋外。头和脊柱的旋转运动则称为左、右回旋。在前臂，桡骨是围绕尺骨旋转的，旋内即将手背转向前方的运动，又称旋前；旋外即将手掌转到向前而手背转向后方的运动，又称旋后。

4. 绕环

绕环指运动环节的近侧端在原位转动，远侧端做圆周运动，运动时整个环节的运动轨迹是一个圆锥形。凡能沿两个轴以上运动的关节均可做环转运动。如肩关节、桡腕关节等。环转运动实际上是屈、展、伸、收依次结合的连续动作。

根据描述关节的基本运动形式，对人体不同部位骨骼特定的关节运动术语进行总结和描述，来帮助学习者在日后实践中更好地理解瑜伽体式要领。

● 脊柱关节动作

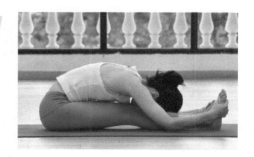

图 3.3　脊柱屈曲

屈曲：让身体的前表面彼此靠近（见图 3.3）。

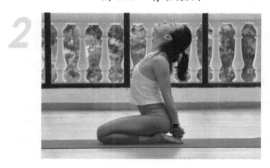

图 3.4　脊柱伸展

伸展：让身体的前表面彼比远离（见图 3.4）。

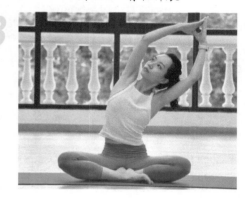

图 3.5　脊柱侧屈

侧屈：让脊柱向其中一侧弯曲（见图 3.5）。

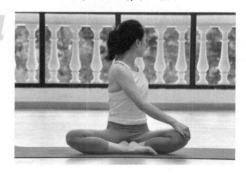

图 3.6　脊柱旋转

旋转：在水平面或横断面中的移动，围绕脊柱的垂直轴：在滚动时，脊柱的所有部分都向相同的方向旋转；在扭转时，脊柱的其中一部分与脊柱的另一部分的方向不同（见图 3.6）。

◉ 手

外展：其他手指远离中指的移动。

内收：其他手指向中指的移动。

桡侧弯曲：手指朝向手的桡侧（拇指）的移动。

尺侧弯曲：手指朝向手的尺侧（小指）的移动。

◉ 手腕

背侧屈：运动时手背（后表面）和前臂之间的角度减小。

掌侧屈：运动时手掌（掌表面）和前臂之间的角度减小（见图 3.7）。

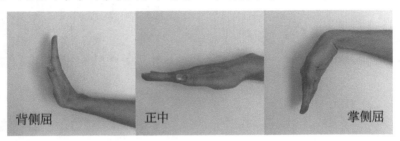

图 3.7　手腕的背侧屈与掌侧屈

◉ 前臂

旋转：桡骨和尺骨的旋转如果使得它们彼此交叉，则称为旋前。如果使它们不交叉，则称为旋后（见图 3.8）。

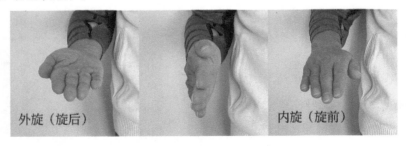

图 3.8　前臂的旋转

前屈：手臂在空间中矢状向前移动。

伸展：手臂在空间中矢状向后移动（见图 3.9）。

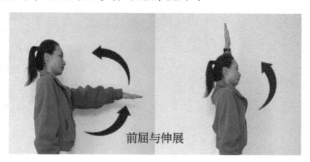

图 3.9　前屈与伸展

外展：手臂从躯干向侧面打开，并远离身体。

内收：手臂从外展的姿势朝向身体的侧面移动（见图 3.10）。

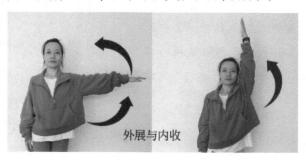

图 3.10　外展与内收

水平外展：手臂从在身前的弯曲姿势向侧面打开，并远离身体。

水平内收：手臂从外展的姿势向身体的侧面移动，在身体的前方呈弯曲姿势（见图 3.11）。

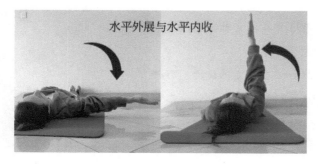

图 3.11　水平外展与水平内收

● **肩胛骨**

　　升起：在垂直面让肩胛骨滑向上的动作。

　　压低：在垂直面让肩胛骨滑向下的动作（见图 3.12）。

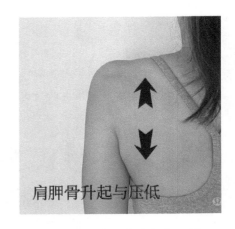

肩胛骨升起与压低

图 3.12　肩胛骨升起与压低

　　外展或前突：在水平面内远离脊柱的移动，最终朝着身体的前部包裹肩胛骨。

　　内收或回缩：在水平面内朝向脊柱的移动，最终在后面将两侧肩胛骨拉向彼此（见图 3.13）。

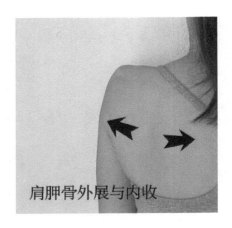

肩胛骨外展与内收

图 3.13　肩胛骨外展与内收

　　上旋或旋外：肩胛骨在垂直轴旋转，肩胛骨下角横向移到外侧。

　　下旋或旋内：肩胛骨在垂直轴旋转，肩胛骨下角横向移向脊柱（见图 3.14）。

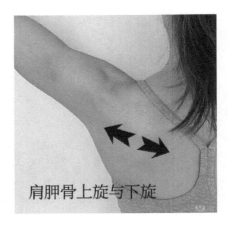

肩胛骨上旋与下旋

图 3.14　肩胛骨上旋与下旋

◉ 脚

旋转：围绕脚的长轴的旋转，当提起脚的外边缘时称为外翻，当提起脚的内边缘时称为内翻。

外展：前脚掌向着脚的外侧边缘（小趾侧）移动，并且脚跟不动；脚趾朝远离第二趾的方向移动。

内收：前脚掌向着脚的内侧边缘（大脚趾侧）移动，并且脚跟不动；脚趾朝向第二趾移动。

◉ 脚踝

跖屈：使脚掌（脚底平面）和前腿背面之间的角度减小的移动，脚尖下垂。

背屈：使脚的上面（背面）和前腿之间的角度减小的移动（见图 3.15）。

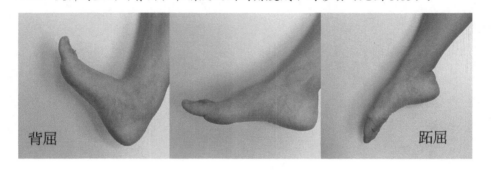

图 3.15　脚踝的跖屈与背屈

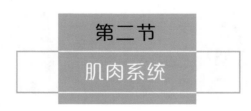

第二节

肌肉系统

骨骼构成人体的支架，关节使各部位骨骼联系起来，而最终由骨骼肌将骨头移动到位，通过收缩放松来实现人体的各种运动。可以说肌肉创造运动，关节支持运动，而结缔组织在各组织间传递运动。根据功能特性，人体肌肉分为骨骼肌、心肌和平滑肌。骨骼肌是运动系统的动力部分，常被简称为肌肉。

一、肌肉的分布

骨骼肌在人体内分布极为广泛，有600多块，重量约占人体的40%（女性约为35%），人们的坐立行走、说话写字、喜怒哀乐的表情，乃至进行各种各样的工作、劳动、运动等，都是肌肉活动的结果。

肌肉群和每块肌肉都有多个层次。一般来说，在四肢中，最深的肌肉层最接近骨头，而浅层肌肉则比较接近皮肤。然而在躯干中，一些最深层的肌肉比骨骼更深，它们最靠近胸腔、腹腔或骨盆腔及器官。

不同的肌肉可以跨越不同数量的关节。有些可以跨越两个关节；在手和脚中的一些肌肉跨越8或9个关节，而脊柱中的一些肌肉则跨越12～15个关节。膈可以对超过100个关节产生影响。它通过筋膜和骨骼连接直接跨越其中一些关节，并影响其他关节。

也有少数例外，肌肉或肌肉组织的层次越深，它就越短。跨越一个关节的最短、最深层的肌肉被称为"单关节肌肉"或"一关节肌肉"。这些单关节肌肉都有非常具体的动作，并在每一个关节处支持关节接合与识别。它们对于每一个关节的完整性和取向都是必不可少的。

人体的浅表层肌肉主要是（见图3.16）：

上背部和肩部：斜方肌	骨盆后侧：臀大肌
上臂：三角肌、肱三头肌和肱二头肌	大腿前侧：股四头肌
躯干前侧：胸大肌、腹直肌和腹外斜肌	大腿后侧：腘绳肌
背部：背阔肌	小腿后侧：腓肠肌

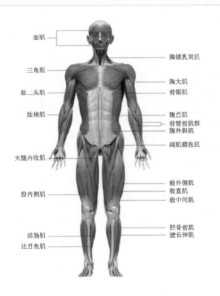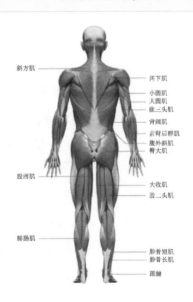

图 3.16　全身浅表层肌肉

骨骼肌的配布也反映了人类直立和从事生产劳动的特点。人体直立时，从侧面观察，身体的重力线通过枢椎齿突、脊柱胸段前方、髋关节后方、膝关节和踝关节的前方，落在足弓上。为了保持这种直立姿势，克服重力的影响，在进化过程中，项背部、臀部、大腿前面和小腿后面的肌肉得以高度发展，变得粗壮有力。上肢屈肌比伸肌发达是适应劳动需要；下肢伸肌比屈肌发达是克服重力和维持直立姿势的需要。劳动促使上、下肢出现了分工，因此，在肌肉的形态、数量和力量上也留下了深刻的烙印。如下肢肌比上肢肌粗大有力，上肢肌比下肢肌纤细灵巧。手肌比足肌分化程度高等。下肢直立时以下肢旋外位最稳定，髋关节的旋外肌多于旋内肌。下肢为了适应步行时单腿负重和限制髋关节过分外展，髋关节的内收肌力也大于外展肌。

二、骨骼肌基本结构

肌纤维是肌肉的基本组成单位，它是一个长圆柱形细胞。许多肌纤维排列成束，表面又被肌束膜包绕。许多肌束聚集在一起构成一块肌肉。肌纤维的细胞膜称为肌膜，细胞质称为肌浆。肌纤维的结构特点是肌浆中含有大量的肌丝，它们是肌纤维收缩的主要物质基础。

每条肌纤维周围的薄层结缔组织称为肌内膜，肌内膜与肌纤维之间有基膜。由数条或数十条肌纤维组成肌束，肌束外表包有较厚的结缔组织称肌束膜。在整块骨骼肌外包有一层较厚的致密结缔组织，称肌外膜。肌内膜、肌束膜、肌外膜的结缔组织彼此延续，含有丰富的血管、淋巴管和神经。各层结缔组织膜除对骨骼肌具有支持、连接、营养和保护作用外，对单条肌纤维的活动，乃至对肌束和整块骨骼肌的肌纤维群体活动也起着调整作用。

骨骼肌的辅助结构包括筋膜、滑膜囊、建桥和籽骨等。这些辅助结构有协助骨骼肌运动、保持骨骼肌的位置、减少运动时的摩擦和保护等功能。

三、骨骼肌纤维的类型

按骨骼肌纤维的形态、机能和代谢特征，将骨骼肌纤维分为红肌纤维、白肌纤维和中间型纤维三种类型。

1. 红肌纤维

红肌纤维，肌纤维较细，周围毛细血管丰富，受较小的运动神经元支配。肌浆较多，肌红蛋白和糖原丰富，线粒体较多且体积较大，但肌原纤维细而较少。此型肌纤维因有丰富的血液供应，大量的肌红蛋白，新鲜时呈明显的红色，故称为红肌纤维或红肌。此型肌纤维主要依靠有氧代谢产生的 ATP（三磷酸腺苷）供能，收缩速度较慢，收缩力量较小，但持续时间较长，不易疲劳，故又称为慢缩肌纤维或慢肌。

2.白肌纤维

白肌纤维,肌纤维较粗,周围毛细血管较少,受较大的运动神经元支配。肌红蛋白、糖原和线粒体都较红肌纤维少,但肌原纤维粗而较多。此型肌纤维因血液供应和肌红蛋白都较红肌纤维少,新鲜时颜色比红肌纤维淡得多,故称为白肌纤维或白肌。此型肌纤维主要依靠无氧酵解产生的 ATP 供能,收缩速度较快,收缩力量较大,但持续时间较短,易疲劳,故又称为快缩肌纤维或快肌。

中间型纤维的结构与功能介于上述两种纤维之间。在人体的骨骼肌中,这三种类型的肌纤维混合存在,但每块骨骼肌中肌纤维类型的比例不同。以运动员为例,运动员的肌纤维组成具有项目特点,从事时间短、强度大项目的运动员,骨骼肌中快肌纤维百分比较从事耐力项目运动员和一般人高;而从事耐力项目运动员的慢肌纤维百分比高于非耐力项目运动员和一般人。运动训练能使骨骼肌纤维的形态和代谢发生适应性改变,耐力训练可引起慢缩肌纤维增粗,速度爆发力训练可引起快缩肌纤维增粗。

四、骨骼肌的收缩

从生理学角度看,骨骼肌附着在骨骼上,在神经系统的支配下收缩牵动骨骼,会产生围绕关节的各种运动,骨骼肌收缩是人体运动的原动力。人体的各种运动,如行走、跑跳、呼吸、循坏、排泄等活动,均依靠肌组织的收缩和舒张来完成。此外,在人体运动时,中枢神经系统调整各器官、系统的活动,使其适应运动的需要。换言之,在运动时体内其他器官、系统功能上出现的改变,都是为了保证实现更高运动能力而发生的。因此,骨骼肌收缩在体育运动中具有特别重要的作用。

每块肌肉中间的部分称为肌腹,两端称为肌腱。肌腱直接附着在骨骼上,非常坚韧,但本身并没有收缩能力。

肌肉细胞收缩时,分子创造并释放粗细肌丝之间的结合,成为彼此的棘轮,并产生滑动,增加它们的重叠,将肌原纤维的两端拉近。如果缩短足够多的肌原纤维,则整条肌纤维滑动的距离更短。随着越来越多的肌肉纤维接触,它们让肌肉两端的附着点向着彼此滑动,从而缩短整块肌肉。

根据肌肉收缩时长度和张力的变化特点,可将肌肉收缩分为等张收缩和等长收缩。等张收缩,即是在肌肉收缩时,长度变化,张力基本不变,它又可分为向心收缩和离心收缩。

向心收缩,产生比所存在的阻力更大的力量,以使肌肉两端向彼此滑动,并且肌肉缩短。

离心收缩,产生比存在的阻力更小的力量,使得肌肉的两端向彼此分离的方向滑动,肌肉实际上会拉长。肌肉在拉长时保持活动,所以这与放松肌肉是不一样的。

等长收缩肌肉纤维收缩，产生与阻力相等的力量，使得肌肉的两端既没有向彼此分离的方向移动，也没有向彼此移动，并且肌肉的长度不会改变。

以一组动态体式变化为例（见图3.17～3.19）。

以肱二头肌为例，在这组动态体式中，从平板式（图3.17）到四柱式（图3.18）的过程中，肱二头肌做向心收缩；当从四柱式（图3.18）回到平板式（图3.19）的过程中，肱二头肌做离心收缩；保持平板式的过程中，肱二头肌做等长收缩。

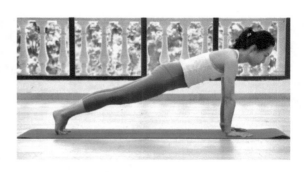

3.17　平板式

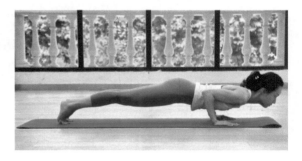

3.18　四柱式

五、骨骼肌运作关系

任何一个简单动作的完成，都是多种肌肉整合效应的结果。各种肌肉功能之间既相互制约，又协同配合，并有主次之分，只有对各种肌肉功能有所了解，才能对肌肉工作的整合效应有所了解。

全身骨骼肌大都配布在关节的周围，其规律是以相互拮抗的原则配布于

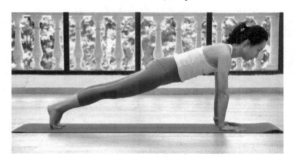

3.19　平板式

关节运动轴两侧。关节运动轴的两侧，即任何一个运动轴相对的两侧，总有拉力方向相反的两组肌或肌群，这两个互相对抗的肌或肌群称为拮抗肌。在生物力学上，关节随着肌肉收缩而形成某个动作；在生理学上称为交互抑制作用。当大脑发出指令时，命令原动肌收缩的同时，还会传送另一个信号告诉对抗肌放松。理解原动肌和对抗肌的协作关系是练习瑜伽体式的关键。

原动肌是在完成一个动作中起主要作用的肌肉或肌群。它能够产生张力、克服阻力，主动完成某一动作。对抗肌是位于原动肌关节运动轴对侧的肌肉或肌群，当原动肌在收缩或发力时，对抗肌相应放松或拉长，在功能上恰恰相反。如：前臂弯举时，肱二头肌、肱肌为原动肌；此时，肘肌、肱三头肌处于伸展、放松或拉长状态。

根据关节类型，一个轴有两个方向的运动（一组肌群），两个轴有四个方向的运动（二组肌群），三个轴有六个以上方向的运动（三组以上肌群）。每组肌群收缩时，力的大小要保持一致，相互抵消，不偏离原动肌收缩方向的运动轨迹。如果中和肌中有一侧肌力大于另一侧，动点骨就会向力量强的一侧偏离，从而导致多余动作的出现。

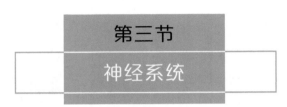

第三节
神经系统

一、神经系统作用

神经系统由脑、脊髓以及附于脑和脊髓的周围神经组成。人类的神经系统特别是脑，不仅与人体各种感觉和运动行为有关，而且与复杂的高级活动，如情感、语言、学习、记忆、思考、音乐等诸多思维和意识行为有关，对机体起着主导作用，其功能主要是控制、调节其他系统的机能活动，实现有机体内部统一，如：在体育运动中，肌肉收缩与放松交替进行的同时，出现呼吸加深加快、心跳加速等各系统等机能变化，都是神经系统调控的结果。

提高机体对外环境的适应能力，维持机体与外环境间的统一，神经系统能感受内、外环境的变化，也能调节内环境和内、外环境的相互关系，使机体能及时做出适当的反应，以保证生命活动的正常进行。

> 神经系统的功能复杂多样，归纳起来包括：
>
> ①感觉功能；
>
> ②效应功能；
>
> ③信息分析、整合功能；
>
> ④信息储存、释放功能。

神经系统活动的基本活动方式是反射。反射是指神经系统在调节机体的活动中，对内、外环境的刺激做出适宜的反应。完成反射活动的形态学基础是反射弧，由感受器、传入感受神经、中枢、传出神经（运动神经）和效应器构成。

二、神经系统的组成

神经系统分为中枢神经系统（中枢部）和周围神经系统（周围部）两部分，中枢神经系统包括脑和脊髓，分别位于颅腔和椎管内。周围神经系统是指与脑和脊髓相连的神经，与脑相连的部分称为脑神经，共 12 对；与脊髓相连的部分称为脊神经，共 31 对。

两者都含有躯体神经和内脏神经。躯体神经分布到皮肤和骨骼肌；内脏神经分布到内脏、心血管和腺体。两种神经都有感觉和运动神经纤维。内脏运动纤维根据其作用不同，再分为交感神经和副交感神经，在皮质和皮质下中枢的调节下管理、调整人体的重要生命活动（呼吸、循环、消化、体温调节、代谢等）。

（一）中枢神经系统

中枢神经系统为整个系统的控制中枢，由脑与脊髓所组成。其主要功能是整合从身体各个部位接收到的信息和协调身体各个部位的活动。所有身体的感觉如果要被解释和被执行，必须由接受体将这些感觉传送到中枢神经系统。所有刺激肌肉收缩和腺体分泌的神经冲动亦需通过中枢神经系统。

中枢神经系统是调节某一特定生理功能的神经元群，如呼吸中枢、体温调节中枢、语言中枢等。中枢神经系统像一部容量巨大的信息加工器，加工的结果可以出现反射活动、产生感觉或记忆。中枢神经系统接收传入信息后，可以传到脑的特定部位，产生感觉。有些感觉信息传入中枢后，经过学习的过程，还可在中枢神经系统内留下痕迹，形成新的记忆。

中枢神经系统在完成上述功能活动时，便开始协调与整合。协调指整体作用中的各个作用结合成为和谐运动的过程。整合是指把单独的、部分的活动变为一个完整的活动过程。例如，当左腿屈曲时，右腿为了支持体重一般都是伸直的，而左腿屈肌是收缩的，伸肌却是松弛的。这些活动都体现了中枢神经系统的协调与整合作用。

（二）周围神经系统

在周围神经系统中，根据分布对象不同，神经又可分为躯体神经和内脏神经。躯体神经分布于体表、骨、关节和骨骼肌；内脏神经分布于内脏、心血管、平滑肌和腺体。躯体神经和内脏神经都要经脑神经或脊神经与中枢神经系统相连。通常，周围神经系统分为脑神经、脊神经和内脏神经三部分。其功能是将外周感受器和中枢神经系统连起来。

第四节

呼吸系统

一、呼吸系统的组成与功能

呼吸系统是由呼吸道和肺组成，呼吸道包括鼻、咽、喉、气道、肺及胸廓。呼吸道以环状软骨（俗称喉结）下缘为界，环状软骨下缘以上为上呼吸道；环状软骨下缘以下则为下呼吸道。上呼吸道由鼻、鼻窦、咽喉构成。下呼吸道包括气管和支气管。再往下就是肺（见图 3.20）。

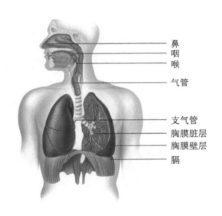

图 3.20　呼吸系统结构图

呼吸系统的基本功能是为血液提供氧气和营养物质，然后通过血液将氧气和营养物质输送到身体各部位，排出二氧化碳，帮助调节体内的酸碱平衡。

在呼吸系统中，各器官都有一定的分工，从鼻到各级支气管负责传送气体，其中鼻腔有加温、湿润和清洁空气等作用，还能在发音时产生共鸣。

咽的上部与鼻腔和口腔相通，下部与喉和气管相通，它是食物与气体的共同通道。气管由十几个"C"形软骨环和其间的平滑肌构成，软骨使气管维持开放状态，保持气体通畅。平滑肌可改变气管口径，有利于居于其后方的食道扩张，便于食物下行。气管与支气管黏膜中有腺体，能分泌含多种免疫球蛋白（抗体）的黏液，具有抑菌、抗病毒的作用。

喉是呼吸道中的特殊部分，兼有发音的功能。

肺是呼吸系统中最重要的器官。它是细支气管反复分支而成，其壁薄，由单层上皮细胞构成，外面包绕着毛细血管网，是气体交换的场所。胸腔有节律地扩大和缩小，称为呼吸运动，是依靠呼吸肌的收缩和舒张进行的。呼吸节律受中枢神经系统控制。膈肌是最重要的呼吸肌，它介于胸腔、腹腔之间，收缩时使胸腔的上下径加大，产生吸气，舒张时产生呼气。

胸廓具有足够的坚硬度来保护肺脏，而同时又具有一定的活动性，可以在呼吸动作时起到类似风箱的作用。呼吸系统各组成部分的功能是相辅相成的，其中任何一部分发生了障碍都将或多或少地对呼吸功能产生影响。

二、呼吸过程与运动

人体呼吸过程是通过三个连续的环节完成的。

1. 外呼吸

外呼吸：指血液在肺部与外界环境的气体交换过程，包括肺通气（肺与外界环境的气体交换）和肺换气（肺泡与肺毛细血管血液之间的气体交换）。

2. 血液的气体运输

血液的气体运输：通过血液循环流动，一方面把从肺部摄取的氧运送到组织细胞，另一方面又把组织细胞产生的二氧化碳运送回肺，以便排出体外。

3. 内呼吸

内呼吸：指组织毛细血管血液与组织细胞的气体交换。

在传统定义中呼吸就是吸入空气和排出空气的过程。在这个过程中人体空腔发生形状变化。随着胸廓的运动，空气经呼吸道进出肺称为呼吸运动。肺的舒缩完全靠胸廓的运动。胸廓扩张时，将肺向外牵引，空气入肺，这一过程称为吸气运动。吸气时使得胸腔从上到下、从左到右、从前到后三维容积变大；当胸廓回缩时，肺内空气被排出体外，这一过程称为呼气运动。此时，胸腔在三维空间上都发生缩减。呼吸运动的不断进行保证肺泡内气体成分的相对恒定，使血液与肺泡内气体间的气体交换得以不断进行。

在呼吸运动中，膈肌是参与呼吸的最重要呼吸肌。膈肌将人体躯干分为胸腔和腹腔，它位于胸腔的底部，腹腔的顶部。膈肌作为胸腔和腹腔的原动力，由于膈肌收缩纤维将其两端拉向彼此，最终形成了呼吸时胸腹形状变化。

除了膈肌以外，其他参与能够导致发现胸腹形状变化的任何肌肉都可以称为呼吸辅助肌。如在瑜伽腹式呼吸中，腹部肌群中深处肌肉腹横肌要对抗膈肌扩张胸廓，此时的腹横肌与膈肌形成拮抗。

呼吸过程中还涉及盆腔横膈和声带横膈的协同运动。例如在瑜伽练习中会阴收束法，运用盆腔肌力量来提升，并要求下腹部深处肌肉共同参与。

声门是呼吸时气体出入的通道，它不是一个具体的结构，而是声带间的一个间隙。在瑜伽练习中，常常会以呼吸、发声、身体姿势为基础通过各种方法调节声门。比如在休息睡觉或放松练习中，控制声带的肌肉得到舒展放松，这时声门既不会缩小也不会扩大。相反，当进行快速的深入呼吸练习时，声带肌肉得到牵拉，声门扩大使气体进入肺部。而当进行绵长缓慢的呼吸练习时，声门部分闭合，只有声带后面的小部分开启，此时会发出嗡嗡低语，此类呼吸在瑜伽中称为乌加伊呼吸法。

三、呼吸的形式

按照呼吸深浅，把呼吸运动分为平静呼吸和用力呼吸。

1. 平静呼吸

安静状态下的呼吸运动称为平静呼吸。其特点是：吸气是主动的，呼气是被动的。平静呼吸时，吸气运动主要是由膈肌和肋间外肌收缩来完成。膈肌收缩时，其两侧穹隆顶下降，推挤腹腔脏器向下，增大了胸腔的上下径。与此同时，肋间外肌收缩，肋骨和胸骨向上提，肋骨下缘向外侧偏转，从而增大胸腔的前后径和左右径。胸腔的前后、左右、上下径增大，引起胸腔和肺容积增大，肺内压低于大气压，外界气体进入肺，完成吸气。平静呼吸时，呼气运动不是由呼气肌收缩引起的，而是由膈肌和肋间外肌舒张所致的。膈肌和肋间外肌舒张时，肺依靠自身回缩力而回位，并牵引胸廓使之缩小，加之腹腔脏器上移，使膈肌、肋骨回位，从而引起胸腔和肺容积减小，肺内压高于大气压，肺内气体被呼出，完成呼气。平静呼吸中，膈肌所起的作用比肋间外肌大。平静呼吸时只有吸气肌的收缩和舒张，没有呼气肌参与活动，所以平静吸气是主动的，而呼气是被动的。

2. 用力呼吸

用力呼吸的特点是吸气与呼气都是主动过程。用力吸气时，除膈肌和肋间外肌收缩外，辅助吸气肌也参与收缩，使胸廓进一步扩大，吸气运动增强，吸入更多气体。用力呼气时，除吸气肌舒张外，还有肋间内肌和腹壁肌的同时收缩。肋间内肌收缩使肋骨和胸骨下移，肋骨还向内侧旋转，使胸腔前后、左右径进一步缩小，呼气运动增强，呼出更多气体。腹肌收缩可压迫腹腔器官，推动膈肌上移，同时也牵拉下部肋骨向下向内移位，从而使胸腔进一步缩小，加深呼气。

在瑜伽练习中，呼吸的形式还包括腹式呼吸、胸式呼吸、完全式呼吸等。膈肌收缩、舒张引起腹腔内器官位移，造成腹部起伏，这种以膈肌的舒缩活动为主的运动称为膈式或腹式呼吸。肋间外肌收缩、舒张时主要表现为胸部的起伏，因此，以肋间外肌收缩活动为主的呼吸称为肋式或胸式呼吸。一般情况下，只有在胸部或腹部活动受限时才可能出现某种单一的呼吸形式。在特殊训练要求下，吸气时凹腹隆胸，呼气时凸腹陷胸，这种呼吸称为逆呼吸。

瑜伽中呼吸练习是为了放松身体、调节机能、提高专注、舒缓情绪。之后的章节会介绍瑜伽呼吸方法。学习掌握各种瑜伽呼吸形式，不仅能加强呼吸肌和辅助肌的练习，更能通过体式练习改善身体不协调的地方，使呼吸更深长和缓。

第五节
瑜伽体式的活动模式

根据瑜伽体式中不同身体姿态，可以将体式活动模式分为：站立类、坐姿类、前屈类、后屈类、扭转类、倒立类等。

一、站立类

站立类体式是所有体式的重要基础。它可以纠正人体结构和姿势、培养平衡感、学习正确的重量分布。站立类体式可以实现全身各肌肉、关节、神经的协同运作，将身体各部位连接起来，完成肌肉各类动作，如收缩、伸展、扩张、外展、旋转、内收和绕环运动。

站立类体式包含了脊柱的所有动作，如水平拉长、垂直拉长、侧向拉长以及斜向伸展、向前伸展、向后伸展、侧向旋转伸展（扭转）。因此站立类体式是所有体式的根基。

站立类体式主要分为两大类：股骨外旋与股骨内旋。股骨外旋站立体式在外旋肌群和外展肌发力的同时拉伸腹股沟内侧和大腿，股骨内旋站立体式在内收肌发力内旋的同时拉伸外侧肌群和外展肌。

站立类体式益处：

·唤醒腿部力量：腿部是人体的重要支撑结构，支持和稳定人的日常运动行为。如果缺少腿部运动，它们就会变得无力。站立姿势可以伸展并增强腿和脚的力量，使其发挥最佳功能。锻炼双腿可以改善血液循环，改善消化并为身体补充能量。

· 保持良好体态：站立姿势可以提高练习者对身体正位的认识。通过站立类体式观察脚与腿和骨盆的对齐方式，手臂与肩膀和胸部的对齐方式，等等。提高正位意识可以增强身体的整合能力并增强身体的稳定性，塑造良好的身体姿态。

· 提升平衡力：站立姿势需要在双腿之间均匀分配重量。练习者须均匀地分配每只脚的前后和内外两侧的受力。站立类体式练习，可以帮助练习者找到自己的身体重心，以便在其他姿势中甚至在生活中找到身体平衡。

· 增强手臂平衡，稳定身体：不同的站立姿势会以不同的方式拉伸。练习其中一些动作时，练习者的肩膀会有一系列运动，从而增加活动能力并释放上身的张力。站立类体式可在腿部、臀部、躯干和肩膀上强化稳定感和柔韧性。

以山式为例（见图3.21）。练习者通过一个简单的山式可以感受到自己的脚底、脚跟、足弓、脚趾、脚的内外侧、脚背、距骨、跗骨、脚踝、膝盖、双腿、骨盆、脊柱、手臂、头部是如何协同运作保持稳定的。

在站立体式中以下几个主要身体部位的活动模式。

· **脚和脚踝**

脚掌的收束，每只脚掌前、后、内、外侧均匀分配身体重量。

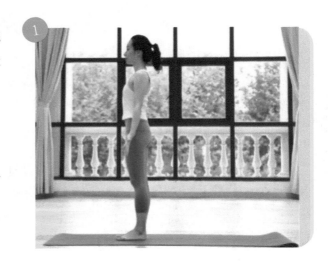

图 3.21　山式

· **腿部和骨盆**

股四头肌发力，大腿根据体式要求进行外旋或内旋运动，以减轻骨盆、下背部重量压力。启动髋屈肌、髋伸肌和腹部核心肌群以保持骨盆中立位。

· **脊柱和躯干**

保持脊柱自然弯曲，延长腰椎，腹部自然放松。肋骨下延上抬。

· **肩膀和胸腔**

扩大胸骨，肩胛骨下沉，贴向后侧肋骨。肩膀平展，颈部放松。延展锁骨，保持脊柱胸椎下部和中部对齐。

· **颈部和头部**

延展脖颈后侧，下颌微收，头顶指向天空方向。

二、坐姿类

坐姿类体式中坐骨和骨盆牢固扎根地面，这样可以让双脚、腿部、双膝和腹股沟更自由地运动。保持下背部的长度和稳定性。在坐姿位上伸展手臂，可以让躯干得到垂直拉长，使得脊柱肌肉得到加强。

站立类体式是双脚与地面之间的关系感知，而坐姿类体式则是臀部、骨盆关节和低位脊柱来承受身体重量并于地面形成新的关系。

在支持良好的坐姿类体式中，骨盆、脊柱和呼吸机制的内在平衡为身体提供支持，从而进一步从体式中释放出更多注意力集中到更深层的呼吸。

以简单坐为例（见图3.22）。练习者以坐骨为支点，骨盆有效地支撑脊柱，脊柱和头骨支撑保护大脑和脊髓，使得神经系统充分放松，注意力更多集中在呼吸上。骨盆和双腿协同辅助支撑脊柱，肋骨也可以自由活动助力呼吸。

> **坐姿类体式益处**
>
> ·坐姿体式让髋部、膝盖、腿部、脚踝区域的肌肉变得更有弹性。
>
> ·去除横膈膜以及喉管的紧张和僵硬，让呼吸变得顺畅和轻松。
>
> ·让脊柱保持稳定，平静大脑以及伸展心肌。
>
> ·增强全身的血液供给。

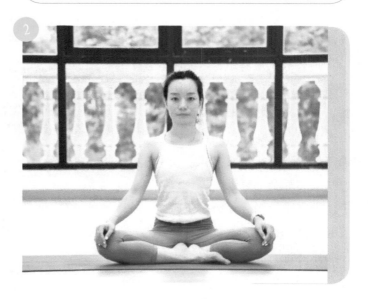

图 3.22　简单坐

三、前屈类

前屈类体式能拉伸整个身体背部肌肉，特别是一些平时很少锻炼的腘旁肌以及附着在脊椎周围的肌肉。

练习者通过所有向前的伸展体式，让心脏都面向地面，这有助于身体放松，有助于练习者从疲劳中恢复。

从身体结构上来说，前屈主要是伸展身体的后侧肌肉链，从脚底足底筋膜、跟腱、腓肠肌、比目鱼肌和小腿筋膜、大腿肌群、臀大肌、梨状肌和腰方肌一直连接到整个背部肌群。

要很好地完成前屈，最重要的是学会正确地屈髋。髋关节上撑躯干下连双下肢，是人在行走、坐卧中最关键的部位；在前屈中只有充分地屈髋才能够实现腰背部的放松及后侧链的舒展。前屈是髋关节的运动让骨盆前倾到身体上下两部分产生的折叠。如果身体前侧没有力量，那么不管身体后侧拉多长，都不足以把骨盆住下拉，就不可能让身体产生折叠，腹部也难以紧靠着大腿。

前屈类体式益处：

·拉伸背部肌群，拉伸脊柱两侧的肌肉以及椎骨关节和韧带，灵活脊柱运动；

·加强并安抚神经肌肉系统；

·挤压按摩腹部器官，舒缓神经系统；

·在水平位置前屈过程中，心脏更靠近地面，抵抗重力供血产生的压力减缓，使得供给全身各处的血液变得流畅。

以站立前屈式为例（见图3.23），启动腹部肌肉，使腹部进行向心收缩，收紧整个髋屈肌群，使得骨盆前倾，带动躯干靠近大腿。同时通过肌肉的交互抑制作用使得臀部和背部拉伸放松。

激活股四头肌，使膝关节伸直。当膝关节伸直时，阔筋膜张肌也会帮助身体前屈，使股骨发生轻微的内旋，同时臀小肌也会帮助髋关节前屈，帮助双腿伸直，把坐骨送向最上方。

前臂放于肩膀下方，先将手掌掌根贴在瑜伽垫上，收缩肱二头肌弯曲肘关节，将身体更多地拉向大腿，以此帮助肩关节外旋。激活下斜方肌，使肩膀远离耳朵。可进一步将双手放于脚跟后侧，收缩三角肌前侧，把躯干更多地拉向大腿，使前屈更进一步，以此进一步给肩颈创造更多的空间，加深前屈幅度。

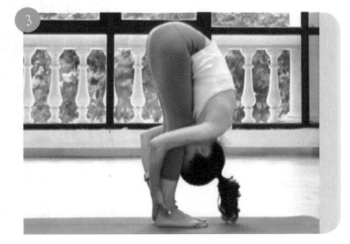

图 3.23　站立前屈式

四、后弯类

后弯是身体前侧部位如胸腔、腹部、腹股沟等深度伸展。后弯重点在于拉长脊椎，得到最佳的伸展。首先启动胸椎，让竖脊肌直接参与，下斜方肌协同参与，从而支撑竖脊肌收缩后的伸展，这样可以防止脊柱塌陷，保持姿势的弯度，使其与胸椎运动水平相一致。这样就可以保证避免过度代偿，从而防止背下部的痉挛和颈背部的疼痛。后弯过程中，充分发动背部肌群，让整个身体都必须参与支持后弯伸展的动作。

后弯体式还应该注意气息的运用。每次后弯时，先吸气进入胸骨，胸廓逐渐向外扩张，咽喉部放松，胸椎柔和地伸展。

后弯体式可分两大类：有以骆驼式和从山式演变来的轮式为主的顺应重力的后弯，和以眼镜蛇式、蝗虫式和弓式等为主的克服重力的后弯。

以眼镜蛇式为例（见图3.24）。启动腘绳肌使得髋关节伸展并保持内收和内旋大腿，使得骨盆后倾以此拉长腰椎，减少对下椎间盘的压力，分担脊柱背部弯曲力量。脊柱伸肌和上后锯肌充分启动发力，伸展脊柱。腰小肌和腹肌协同做离心收缩以防止腰椎过度移动。髂前上棘朝向下肋骨的方向提升，保持脊柱的长度。

前锯肌向心收缩来稳定胸腔上的肩胛骨并将手臂的推力转化至锁骨，伸展肘部，前臂外旋，同时回旋肌向心收缩稳定肩关节。

> **后弯体式益处**
>
> ·放松身体前侧的肌肉和结缔组织，强壮后背的肌肉；
>
> ·灵活脊柱和肩关节，打开胸腔激发身体能量；
>
> ·挤压按摩后背部肌群和器官，刺激肾上腺素分泌，充满能量和活力；
>
> ·深度打开胸腔和肩部，有更多空间进行深呼吸。

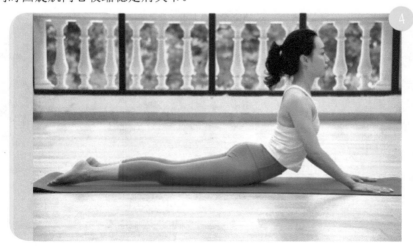

图 3.24 眼镜蛇式

五、扭转类

扭转就是脊柱的旋转伸展，将脊柱从向前和向后的伸展带入中立的姿势。脊柱扭转不仅能够帮助保持脊柱的活动能力和活动范围，还能够影响到椎间盘，也就是扭转能够保持椎间盘的润滑。

扭转时，需要稳定根基（双脚或坐骨），放松脊椎和头部，延展脊柱。在扭转类体式中正确的顺位至关重要，这样才能保持脊柱得到安全练习，因此需要固定基础，实现动态张力。同时创造核心稳定性，在肋骨与盆骨的连接中，腹斜肌处于旋转的关键部位。腹横肌具备脊柱支撑点的功效，尤其是当身体前倾乏力或屈伸过多而肋骨外翻时，腹横肌会快速参加支撑点。这有利于避免脊柱的坍塌。最后肩部放松，向后向下沉。

扭转类体式主要分为三类：第一类是站立扭转体式，大多数这类的体式，手臂、肩膀、腿、髋部的运动相对不受限制，这样可以加深扭转的幅度；第二类是仰卧扭转体式，如仰卧脊柱扭转式，可以通过体式变化来有侧重地拉伸不同的身体部位：脖子、肩膀、上背部，或强调胯、背部和腿的拉伸；第三类是坐姿类扭转体式，由于胯的位置是固定的，扭转力量来自脊柱和肩胛带，手臂也经常用来带动和加深扭转，因此这类体式的扭转幅度也较大。

以坐姿脊柱扭转为例（见图 3.25）。稳定坐骨，启动腹斜肌和背部肌群的核心力量，向一侧拧转时，肩胛向脊柱方向靠近，收紧连接胸骨和脊柱的肌肉；同时另侧肩胛带就会移动，远离脊柱，拉伸同侧连接胸骨和脊柱的肌肉。一般来说扭转体式中有一侧胯的弯曲和内收（就是腿向着身体的中位线折叠），这就带来了胯内侧的肌肉收紧，外侧的肌肉如腘绳肌、腰背部、腹斜肌及肩部的拉伸。

扭转类体式益处

·促进脊柱健康，维持脊柱的灵活性。

·重新整合人体的结构关系：肩胛骨与脊柱的位置；骨盆与脊柱的位置。

·刺激腹部器官和骨盆，促进血液循环和消化系统。

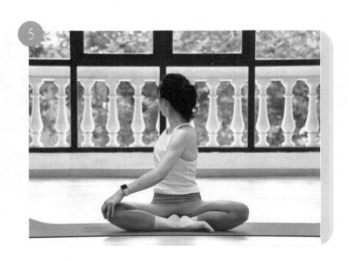

图 3.25　简单坐脊柱扭转

六、倒立类

倒立即是身体倒置的位置，将头部置于心脏下方的体式都可以称为倒立类体式，包括下犬式、肩倒立、犁式等。

要做好该类体式的关键原则，首先在于维持脊柱中正位置，然后建立良好的支撑根基，构建明晰的力量链，即身体结构排列与顺位，最后需要全身的骨骼肌参与到体式中。

以下犬式为例（见图3.26）。保持脊柱的中正位，主要是以手臂和腿部作为主要支撑脊柱的延展。体式中要求前锯肌发力使得肩胛向上旋转并抬高，回旋肌发力稳定肩部，肘部伸展，大臂外旋。下肢中大腿内旋，伸展膝关节，保持脚的共性且不约束踝关节的内屈。

倒立类体式益处

· 倒立会让我们身体内的血液流向大脑，使得大脑清醒，让我们的注意力更加集中。

· 可以减轻静脉曲张和蜘蛛网状静脉曲张。

· 可以降低心率和血压，强化免疫系统。

· 利用重力对人体的自然牵引、拉伸作用，放松长期受压迫的脊柱，减少脊柱骨之间椎间盘的压力。

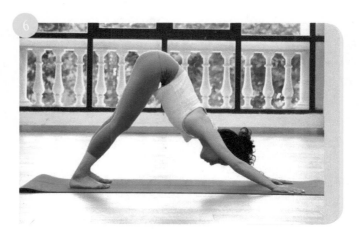

图 3.26　下犬式

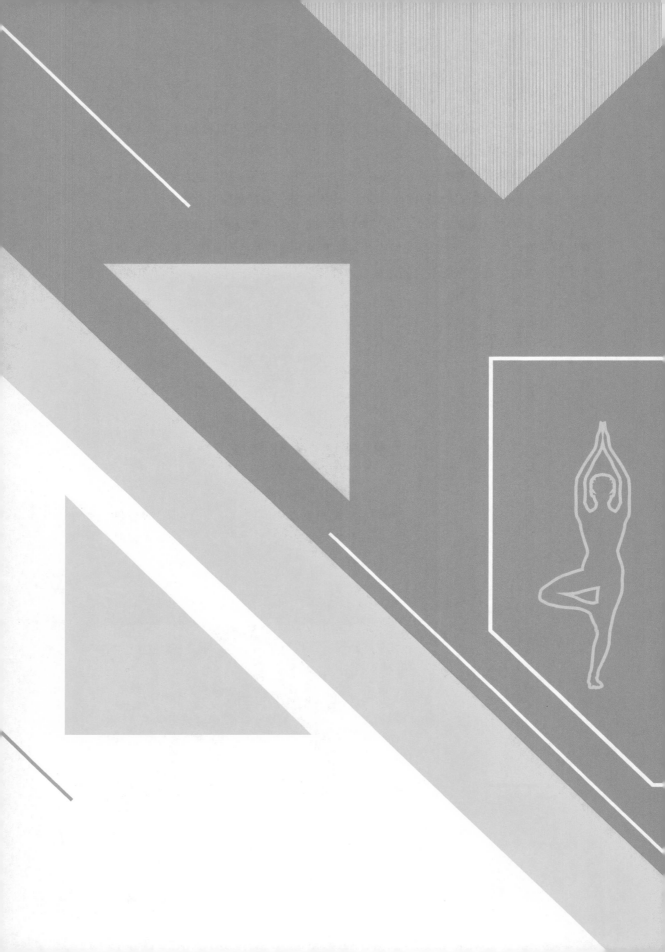

04

第四章
瑜伽营养学

膳食营养和体育锻炼是促进身体健康的两个重要条件。健康的饮食习惯是瑜伽练习的基础，合理健康的膳食可以为身体提供必要的养分，让瑜伽练习事半功倍，进一步提升健康水平。运动员在了解体育运动中所需的营养物质和能量来源、了解运动过程中的能量消耗与营养需求的基础上，根据自己对运动的诉求来完善饮食搭配。在本章内容中，我们将学习人体能量的需求、供给与消耗，各项营养元素在人体机能运行过程中的职能以及膳食结构与平衡的相关营养学知识，了解掌握在瑜伽练习中如何在食物中均衡控制饮食；选择合适的食物来补充瑜伽练习后造成的能量消耗，促进练习的效果，树立科学的运动健康意识。

人的生命活动和过程，需要从外界环境中摄取物质。营养素必须从食物中摄取，以满足机体的基本需求。来自食物的营养素种类繁多，根据其化学性质和生理作用营养素可分为七大类，即蛋白质、脂类、糖（碳水化合物）、维生素、水、矿物质和膳食纤维。这些营养素能为人体提供维持生命和从事劳动所需的热量，还能提供细胞生长发育和修复的材料，从而维持机体的正常生理功能和身心健康。其中糖（碳水化合物）、蛋白质、脂类经体内氧化后均可以释放能量，成为人体的三大供能营养素。

（一）糖类

糖类是人类生存的最基本物质和最重要的食物能源。了解糖类的营养学知识，对改善营养状况，提高健康水平和瑜伽运动能力有着十分重要的意义。首先来了解糖的基本概念和分类。

1. 糖的概念与分类

糖类又称碳水化合物（Carbohydrate），是由碳、氢、氧3种元素组成的一类化合物，按分子中单糖聚合度的多少可分为糖（包括单糖、双糖和糖醇）、寡糖和多糖。营养学上较为重要的糖有如下几类。

（1）单糖：食物中的单糖主要为葡萄糖、果糖和半乳糖。

（2）双糖：常见的天然存在于食品中的双糖有蔗糖、乳糖、麦芽糖等。

（3）寡糖：如豆类中以半乳糖、葡萄糖、果糖组成的棉子糖、木苏四糖。

（4）多糖：如糖原（动物淀粉）、淀粉和纤维。

2. 糖类的代谢与吸收

糖类的代谢目的主要是产生能量和提供体内合成的中间体，糖是运动时唯一无氧代谢合成 ATP（三磷酸腺苷）的细胞燃料，是大强度、中等强度运动的主要燃料，在任何运动开始或发力时，均需由糖代谢提供能量。

身体工作就需要能量，单糖进入身体直接被吸收，基本上不消耗什么能量，而多糖则分解成单糖，身体就要不断工作，消耗能量。举个例子，吃了一块白面包和吃了一个窝头，在身体不需要多余热量的情况下，身体需要做的是将这些碳水化合物以脂肪的形式储存起来。白面包等同于单糖，几乎直接就变成脂肪储存起来了；而窝头就不一样了，它等同于多糖，吸收得慢，身体要不断地将它分解为单糖，然后再转化成脂肪。在将多糖转化成单糖的过程中，身体消耗了需转成脂肪的能量的30%。因此营养师推荐减脂人群吃高纤维、低热量的粗粮食品。

3. 糖的营养功用

1）提供能量

膳食糖是人类获取能量的最经济和最主要的来源，所有的糖类在体内消化后，主要以葡萄糖的形式被吸收，并迅速被机体氧化提供能量，每克葡萄糖可以产生 16.7kJ（4kcal）的能量。营养学家推荐的每日碳水化合物摄入量为每千克体重 8 ~ 10g。每日摄取的总热量 50% ~ 55% 来自碳水化合物。

碳水化合物所提供的能量几乎能为所有的身体组织所利用，特别对于骨骼肌、心肌和大脑组织更为重要。碳水化合物比脂肪和蛋白质易消化吸收，产热快，耗氧少，且在无氧的情况下也可分解供能，如为脂肪新陈代谢提供能量，给中枢神经系统提供能量。

碳水化合物摄入不足会导致新陈代谢的减慢。身体忽然间不接收食物了，神经系统会基于生存安全，没有能量进入，身体要减少能量的消耗以使生命尽可能长地延续下去，所以新陈代谢就要慢下来，也就是消耗的能量就要减少。如果有一天恢复正常饮食，基于身体的自我保护功能，身体会认为，下一次摄入能量不知何时，所摄入的能量会被大量储藏起来，以保证机体活下去。因此，单靠节食来达到减脂的目的，反弹是不可避免的。

2）构成机体的重要物质

碳水化合物也是构成机体的重要物质，并参与细胞的多种活动。糖和脂形成的糖脂是细胞膜与神经组织的结构成分之一，对维持神经组织系统的机能活动有特别重要的作用。糖与蛋白质结合的糖蛋白是具有重要生理功能的物质，如抗体、酶和激素的组成成分，核糖及脱氧核糖是核酸的重要组成成分。

3）参与营养素的代谢

碳水化合物与机体某些营养素的正常代谢关系密切，充足的碳水化合物摄入，可以降低体内蛋白质或其他代谢物的消耗，使氮在体内的储量增加，这种作用称为碳水化合物对蛋白质的节约作用。脂肪在体内的代谢也需要碳水化合物参与。另外足量的碳水化合物具有抗生酮作用。

4）解毒保肝作用

肝脏中肝糖原储备较充足时，由糖生成的葡萄糖醛酸对由某些化学毒物（如四氯化碳、酒精、砷）以及由各种致病微生物感染引起的毒血症有较强的解毒能力。因此，保证糖的供给在一定程度上可保护肝脏免受有害因素的损害，并可保持肝脏的正常解毒功能。

5）增加胃的充盈感

摄入含碳水化合物丰富的食物，容易增加胃和腹的充盈感。特别是缓慢吸收和抗消化的碳水化合物，维持充盈感的时间更长，从而推迟饥饿感到来的时间。碳水化合物的类型和量均影响充盈感的程度。

4. 血糖指数

糖在体内的吸收速度通常用血糖指数（GI）来表示。血糖指数又称食物血糖生成指数，是指分别摄入含50g碳水化合物的食物与50g葡萄糖后2小时血浆葡萄糖糖耐量曲线下面积之比值。GI < 70的食物为高血糖指数食物，该类食物进入胃肠后消化快、吸收完全，葡萄糖迅速进入血液，血糖峰值高，但下降速度也快；GI < 55的食物为低血糖指数食物，其在胃肠内停留时间长，葡萄糖进入血液峰值低，下降速度慢。GI越小的食物，升高血糖的程度越小。GI为55 ~ 70的食物为中血糖指数食物，如全麦面包、米饭、橘子、杧果等。

近年来，有研究表明，通过控制饮食中的GI，可以调节体内糖原储备，更有效地进行运动。低血糖指数食物可用于降体重运动员，中血糖指数的食物可作为大运动量训练前的糖原补充剂，而高血糖指数的食物对训练后的恢复有益。另外，可以引起糖耐量改变的因素有很多种，包括食物中淀粉的结构、颗粒的大小及包裹淀粉的纤维状态等，食物内非淀粉多糖的种类、含量等，以及食物中蛋白质的含量和种类，食物的烹调方法等。

5. 糖与运动

运动中最直接和最快速的能量是ATP（三磷酸腺苷），但体内ATP的储存量很少，仅能维持几秒钟，ATP需要不断合成。糖是剧烈运动中ATP再合成的主要基质，以糖原的形式分别储存于肌肉和肝脏。运动时运动肌摄糖量为安静时的20倍以上。体内糖贮量与多数运动项目的运动能力正相关，当糖贮量减少时，不仅使机体的耐力下降，而且也影响其速度，使机体的最大输出功率下降。

糖在无氧和有氧的情况下均能分解为ATP供给机体使用。糖在有氧氧化时耗氧量少，不增加体液的酸度，是机体基本且首选的供能物质。糖无氧酵解可生成两分子ATP，反应最终产物为乳酸，乳酸含量可反映运动运动强度、训练水平、疲劳程度等情况。

（二）蛋白质

蛋白质（Protein）是生物体的基本组成成分，是构成体内每个细胞和组织（包括肌肉组织、内部器官、肌腱、皮肤、头发和指甲）结构的一部分。

1. 蛋白质的概念与分类

蛋白质主要由碳、氢、氧、氮和硫等化学元素组成。蛋白质基本组成单位是氨基酸，存在于自然界中的氨基酸有300余种，但组成人体蛋白质的氨基酸只有20种。营养学上根据食物蛋白质所含氨基酸的种类和数量将蛋白质分为3类。

（1）完全蛋白质：为优质蛋白质，蛋白质中所含的必需氨基酸种类齐全，数量充足，比例适当。奶、蛋、鱼、虾及动物肉类中的蛋白质属于完全蛋白质。

（2）半完全蛋白质：蛋白质中所含氨基酸种类齐全，但其中某些氨基酸的数量不能满足人体的需要，即不符合人体蛋白的氨基酸模式。如小麦中的麦胶蛋白便是半完全蛋白质，含赖氨酸很少。

（3）不完全蛋白质：蛋白质中不包含人体所需的全部氨基酸。如肉皮中的胶原蛋白便属不完全蛋白质。

2. 蛋白质的代谢与吸收

蛋白质是唯一含氮的营养素，这一点使得它既是必需的物质，也具有潜在的毒性。肝脏是合成蛋白质重要的加工场所，不断调节着机体蛋白质的需求，并为满足机体各种需求合成氨基酸与蛋白质。摄入的额外蛋白质越多，需要从机体中排出的氮（尿素）就越多，而剩余的脱掉氨基的碳链大部分以脂肪的形式储存。

氨基酸通过小肠黏膜细胞由主动转运系统进行吸收。氨基酸一旦进入血液，就可以被身体的任何细胞吸收，在肠内被消化吸收的蛋白质，不仅来自食物，也来自肠黏膜细胞脱落和消化液的分泌等，每天进入消化系统的蛋白质大部分被消化和重新吸收，未被吸收的蛋白质则由粪便排出体外。

3. 蛋白质的功能

1）维持人体组织的生长、更新和修复

蛋白质是构成细胞、组织和器官的主要材料。体内组织的生长、细胞增殖与组织修复等都需要新的蛋白质合成。

2）调节人体生理功能、催化新陈代谢反应

生物体内的各种生命活动几乎都离不开蛋白质。蛋白质还可以修补细胞。参与机体体液调节的许多激素是蛋白质或肽类物质，如胰岛素、生长激素等；而机体的新陈代谢则通

过各种酶蛋白催化完成；有些可溶性蛋白质可维持体液的电解质平衡，具有调节酸碱平衡的作用。

3）氧化供能

蛋白质是机体三大供能物质之一，在饥饿或较大强度、长时间运动时，蛋白质供能作用加强。

4）免疫保护作用

免疫球蛋白、多种细胞因子和补体等重要免疫活性物质，均属于蛋白质。

5）运动和支持作用

机体的运动是通过骨骼肌收缩而实现的。而骨骼肌中起收缩作用的主要成分是肌纤维蛋白。

6）物质转运

体内许多小分子物质的转运由蛋白质承担。如血红蛋白运输氧，脂蛋白运输脂类，有些蛋白质还运输维生素和矿物质。

4. 蛋白质含量与摄入

蛋白质含量是评价食物蛋白质营养价值的重要指标，为了维持机体功能的完善，既要有高质量的蛋白质，也要有足够数量的蛋白质。

在常用的每100g食物中，肉类含蛋白质10～20g，鱼类含蛋白质15～20g，全蛋含蛋白质13～15g，豆类含蛋白质20～30g，谷类含蛋白质8～10g，蔬菜、水果含蛋白质1～2g。可见动物类食物比植物性食物蛋白质含量高。

人体每日总热量摄取的20%来自蛋白质，蛋白质在体内的储存量很少，营养充分时可储存少量。而体内的蛋白质每天进行更新，其中部分氨基酸来自体内蛋白质分解，部分氨基酸则要从食物中摄取。因此，每天必须供给一定量的蛋白质，才能满足机体需要。供给量不足，造成蛋白质缺乏；供给过高，过多摄入的蛋白不能储存，体内过多的蛋白质经分解成尿素等后排出体外，不仅浪费蛋白质，而且容易造成人体的钙质流失并给肝脏造成不必要的负担，对健康不利。

5. 蛋白质与运动表现

运动时人体的代谢机能增强，表现出运动能力与蛋白质代谢关系密切。人体在运动过程中身体机能也随之产生一系列的适应性变化。同样，运动中蛋白质的代谢也会因身体机能的变化而变化。

不同的运动项目蛋白质合成和分解的速度不尽相同。力量性运动的能力在很大程度上取决于肌肉的体积。进行力量训练时，机体其他部位的蛋白质合成减少，而骨骼肌中蛋白质合成增加，从而使肌纤维增粗，力量增大。如果运动过程中出现疲劳积累则会引起骨骼肌中蛋白质合成减慢，分解加速，蛋白质含量减少，肌纤维变细，肌肉力量明显下降。

在耐力运动中氨基酸可通过氧化作用为机体提供能量，同时氨基酸可通过丙氨酸葡萄糖循环生成葡萄糖，以维持血糖恒定。对运动时肌肉代谢有着良好的作用，以满足机体运动时的能量需求，从而提高运动能力。

短时间激烈运动对蛋白质代谢的影响较小，长时间耐力运动时，肌糖原被大量消耗，脂肪动用和利用加速，能量需求的平衡关系有可能受到破坏。为了补充骨骼肌和大脑正常活动对糖的需求，蛋白质分解代谢增强，氨基酸的糖异生作用加强，从而可避免运动时出现低血糖现象。

（三）脂肪

脂类包括脂肪和类脂，属于人体重要的营养物质，也是体内最多的储能物质。食物中的脂类大部分是脂肪，类脂仅占 5%。体内脂肪不足会影响生理活动，导致内分泌紊乱。而肥胖症则是由于体内储存过量的脂肪所致。

1. 脂肪的来源与供给量

脂肪存在动物和植物中，动物性食物包括动物油，如猪油、牛油、羊油、鸡油、鱼油、蚝油、奶油、骨髓以及肉类和蛋黄中的脂肪；植物性食物包括植物油，如豆油、花生油、芝麻油、菜籽油、棉籽油、橄榄油等，以及各种果仁和种子，如花生、核桃、榛子、松子、杏仁、葵花子、西瓜子、芝麻和大豆等含脂肪丰富的食物。人类膳食脂肪主要源于动物的脂肪组织和肉类以及植物的种子。

膳食中脂肪供给量受饮食习惯、经济条件和气候等的影响，变动范围较大。由于机体的热能主要由糖类供给，通过脂肪提供的必需脂肪酸和脂溶性维生素的量也不太多。我国营养学会建议膳食脂肪供给量不宜超过总能量的 30%。在一般人的膳食中，脂肪供给量可占膳食总热量的 22% ～ 25%，必需脂肪酸的热量最好不少于总热量的 2%。儿童及能量消耗多者（如耐力运动员、重体力劳动者）脂肪的供热比可为 25% ～ 30%；一般成年人约为25%。寒冷环境下脂肪供给量可适当增加。

2. 脂肪的生理功能

脂肪的合成有两条途径：一是利用食物中的脂肪转化成人体脂肪；二是将糖转变为脂肪，这是体内脂肪的主要来源。

1）体内脂肪的生理功能

①贮存和提供能量：当机体需要能量时，脂肪细胞中的酯酶立即分解甘油三酯释放出

甘油和脂肪酸进入血液循环，后者被分解释放出能量以满足机体的需要。人体在休息状态下，60%的能量源于体内脂肪，而在运动或长时间饥饿时，体脂提供的能量更多。

②维持体温：既体现在脂肪可通过氧化提供热量，也体现在皮下脂肪组织还可起到隔热保温的作用。

③保护作用：脂肪组织在体内对器官有支撑和衬垫作用，可保护内部器官免受外力冲击的伤害。

④分泌作用：脂肪组织能分泌多种具生物活性的蛋白，如瘦素、肿瘤坏死因子、雌激素、胰岛素样生长因子等。这些脂肪组织来源的因子参与机体的代谢、免疫、生长发育等生理过程。对女性来说，每个月的生理周期，需要制造大量的激素，而这些都需要大量脂肪参与运作，所以女性的脂肪含量比男性要高。

⑤机体重要的构成成分：细胞膜中含有大量脂肪酸，是细胞维持正常的结构和功能所必不可少的重要成分。

2）食物中脂肪的生理作用

①增加饱腹感：食物脂肪由胃进入十二指肠时，可刺激产生肠抑胃素，使肠蠕动受到抑制，造成食物由胃进入十二指肠的速度相对缓慢。食物中脂肪含量越多，胃排空的速度越慢，所需时间也越长。

②改善食物的感官性状：脂肪作为食品烹调加工的重要原料，可以改善食物的色、香、味、形，达到美食和促进食欲的作用。

③提供和促进脂溶性维生素吸收：食物脂肪中同时含有各类脂溶性维生素。脂肪不仅是这类脂溶性维生素的食物来源，同时还可以促进这些维生素在肠道中的吸收。

3. 脂肪与运动表现

（1）运动对脂肪代谢的影响：运动时由于能量需求增加，人体脂肪组织内的甘油三酯分解加速，分解产生的游离脂肪酸可通过血液运输到各个组织，尤其是进入肌肉内氧化，从而为肌肉收缩提供能量，这也是运动减肥的基本原理。运动中促进脂肪分解的主要因素是肾上腺素、去甲肾上腺素、胰高血糖素的增加和胰岛素水平的下降。

2）影响运动中脂肪代谢的因素

①运动强度：在低强度运动中，脂肪组织内脂肪分解加快，而肌肉内脂肪分解很少；因此，脂肪组织中的脂肪分解产生的脂肪酸在供能中发挥重要作用。在中等运动强度时，脂肪组织和肌肉内的脂肪分解最多。因此，在中等的运动强度时脂肪氧化率最高。但随着运动强度增加到高强度运动时，总的脂肪氧化减少，这也是中低强度、长时间运动才可更多消耗脂肪的原因所在。

②运动训练程度：运动训练是提高人体氧化利用脂肪酸能力最有效的措施。系统的运动训练会使骨骼肌线粒体数量、体积、单位肌肉毛细血管密度、线粒体酶和脂蛋白脂酶的活性增加。因此，训练水平高的运动员氧化利用脂肪酸的能力强。

（四）维生素

维生素是人体必须的营养素，是维持身体健康和调节生理机能必不可少的一种低分子有机化合物。在人体的运动过程中起到至关重要的作用，直接关系运动能力和水平的发挥。

1.维生素概念和特点

维生素是维持人体生命过程所必需的低分子有机化合物。维生素以本体形式或可被机体利用的前体形式存在于天然的食物中，以"生物活性物质"的形式存在于人体组织中。

> 维生素是维持和调节机体正常代谢、生长发展的重要物质。虽然各类维生素的化学结构不同，生理功能各异，但它们都具有以下共同特点：
> （1）都是以其本体的形式或可被机体利用对前体形式存在于天然食物中；
> （2）大多数维生素不能在人体内合成，也不能大量储存于组织中，所以必须经常由食物供给。即使有些维生素（如维生素 K、B）能由肠道细菌合成一部分，但也不能替代从食物获得这些维生素的主要途径；
> （3）维生素不是构成各种组织的原料，也无法提供能量；
> （4）虽然每日需要量很少，然而在调节物质代谢过程中起着十分重要的作用。维生素缺少会患缺乏病，过多也会造成疾患；
> （5）维生素常以辅酶或辅基的形式参与酶的活动。

2.维生素的分类

维生素种类很多，根据其溶解性可分为两大类，即脂溶性维生素和水溶性维生素。

1）脂溶性维生素

脂溶性维生素包括 A、D、E、K 种，它们溶于脂类或油脂溶剂中，但不溶于水。在食物中与脂类共存，在酸败的脂肪中易被破坏。其吸收与肠道中脂类密切相关。排泄效率低，故摄入过多时，可在体内蓄积，产生有害作用，甚至发生中毒情况。

2）水溶性维生素

水溶性维生素包括 B 族维生素（B1、B2、B6、B12、烟酸、叶酸等）和维生素 C（抗坏血酸）。水溶性维生素的特点：①溶于水，不溶于脂肪及有机溶剂；②容易从尿中排出体外，且排出效率高，故大量摄入一般不会产生蓄积和毒害作用；③绝大多数以辅酶或辅基形式参加各种酶系统工作，在中间代谢的许多环节中都起着极重要的作用；④体内营养水平多数可在血液和尿中反映出。

3. 维生素与运动表现

维生素 C 具有多种能影响运动表现的功能。虽然它不会直接产生影响，但是身体需要维生素 C 来合成肉碱，肉碱可以将脂肪酸转运到线粒体来产生能量。同时维生素 C 也是一种抗氧化剂，能够防止自由基引起的损伤。

维生素 D 可以防止肌肉能力下降，维持神经肌肉兴奋，它能提高细胞线粒体的活性，从而加速磷酸原系统的恢复，这是在使用爆发力时的重要能力。维生素 D 缺乏还与肌肉骨骼疼痛和神经肌肉功能障碍有关。另外，维生素 D 能够促进生长，并通过加强钙与磷的吸收强壮骨骼。如果骨密度低，运动中的应力性骨折风险就会加大。

维生素 E 是一种强有力的抗氧化剂。内源性自由基的产生会使机体氧化，长时间或高强度的运动会引发自由基大量产生，这将对机体产生损伤，比如增加耗氧量，使体温升高，间接地影响运动能力。维生素 E 的作用就是修复细胞膜，防止自由基损伤细胞膜中不饱和脂肪酸、蛋白质和核酸。人在完成一次高强度的大肌群训练后，一般会十分疲惫，甚至有恢复不过来的感觉。此时受损的肌肉细胞想要恢复，就需要一定量维生素 E 的参与，以使细胞膜正常愈合。

维生素 B 族中有部分与能力代谢密切相关，通常作为辅酶主要参与糖、氨基酸或者蛋白质代谢，并随着运动强度或运动负荷的加大，消耗量也随之增加。另外维生素 B 族可以有效缓解运动的压力，其中维生素 B1 可提高运动能力和防止过度疲劳。

（五）水

1. 水的概念与功能

水是人类机体赖以维持最基本的生命活动的物质，是一种重要的营养素。水是生命必要的物质和主要构成物质，水不仅是各种物质的溶媒，而且参与细胞的构成，同时也是细胞外的依存环境，并从这个环境中取得营养物质。

生理功能：

（1）调节体温：水的比热大，水能吸收较多热量而本身的温度升高并不多；蒸发快，使代谢产生的热量可以通过汗液蒸发；水的流动性强，能随血液循环迅速分布全身，使代谢中产生的热量在体内迅速分布均匀，从而保持体温恒定。水具有的这些特性，使体温不会因内外环境温度的改变而出现明显波动。

（2）促进物质代谢：水是良好的溶剂，能使物质溶解，加速体内一系列生化反应的进行，有利于营养物质的消化、吸收、运输和代谢产物的排泄。水还直接参与物质的代谢，如水解反应、加水反应及脱氢反应等。

（3）润滑作用：水是一种天然的润滑剂，关节液有助于关节活动，而食管与胃肠道保持湿润有助于食物的吞咽和蠕动及残渣的排泄。

（4）维持组织的形态和功能：体内的水除了以自由水的形式分布在体液中，还有相当大一部分水是以结合水形式存在的。结合水具有与流动性的水完全不同的性质，它主要参与构成细胞原生质的特殊形态，以保证一些组织具有独特的生理功能。

2. 水与运动表现

水分约占人总体重的60%，研究表明，当流失水分造成体重下降1%时，运动速度减慢2%。水分提供适当的环境给代谢过程，水可以改善肝脏功能和新陈代谢，降低食欲，为脂肪转化成能量提供帮助。

正常成人每日水摄入量不得少于2 500mL。差不多所有食物中都含有水分。一般食物会提供900mL左右水分，而饮水则是每日水分摄入的主要途径。人每日的饮水量应为1 300～1 500mL，也就是人们通常所说的6～8杯水。

在运动时，人体体内产生的热量增加，使体温逐步升高，尤其在特殊环境中的运动，如夏日或炎热地区运动，都有可能使身体失水比例增加。人体在运动时，水的代谢特点：出汗率高、出汗量大、失水量多。

大量出汗如不能及时补充水分会造成脱水，会造成一系列后果，如：

（1）血容量下降、心率加快；

（2）体温升高、感觉疲劳和血压下降；

（3）呼吸加快、恶心、食欲丧失、肌肉抽搐，产生幻觉甚至昏迷；

（4）器官生理功能受损，如肾脏损坏，引起肾缺血、少尿、无尿、形成泌尿结石等问题。

一般人体感到口渴时就已经有3%的水丢失，即机体处于轻度脱水状态。所以不能以口渴作为判断脱水的指标。为避免脱水引起运动能力的下降，应提前按少量多次的原则进行补水。这样可以减轻大量补水引起胃肠道和心血管系统的负担。为保持运动能力和最大恢复体力，一般补水总量应大于失水总量。

人体体内溶液中除含有水之外，还有大量的电解质，这些电解质在人体内的作用是维持体内渗透压平衡和酸碱平衡。人体在排出水的同时也排出了大量的电解质，为了继续保持人体体内渗透压平衡，在补水的同时还要补充电解质。

1）运动前补水

根据项目、天气和个体的情况，运动前补水是很必要的，可以防止运动过程中脱水的发生。一般认为运动前 2 小时应饮用 600mL 的含电解质和糖的饮料，或运动前补水。补水时要少量多次饮入。如果在短时间内大量饮水会造成恶心和排尿，对比赛和训练不利。

2）运动中补水

运动中补水应根据出汗量来定，一般情况下，补水总量不超过 800mL/ 小时。总补水量不超过总失水量的 50%～ 70%。如果运动时间不超过 60 分钟，补充纯净水即可。超过则应补充含电解质和糖的运动饮料。

3）运动后补水

运动后一般补充含糖的饮料或水，以促进血容量的恢复。但应注意运动后不能大量饮水，这样会增加出汗和排尿量，使人体的电解质加速丢失，增加肾脏和肝脏的负担，使胃扩张，影响呼吸。

在瑜伽练习开始 30 分钟前饮水为宜。在热瑜伽过程中如有需要可每 15 分钟饮 30mL 左右，90 分钟以上的运动可以选择运动饮料。

（六）矿物质

1.矿物质概念与分类

在营养学中，矿物质一词是指食物或机体组织燃烧后残留在灰分中的化学元素。人体内约有 50 多种矿物质，其中有些元素是身体保持适当生理功能所必需的。因而必须经常不断地从膳食中得到供给，这类对身体有重要功用的矿物质约有 17 种。另一些元素并没有被认为是身体所需要的，但它们却可能从各种渠道进入机体。必需矿物质常被称为"无机"营养素，以便与"有机"或含碳营养素诸如碳水化合物、脂肪、蛋白质和维生素等相区别。

人体必需矿物质，一般分为常量矿物质和微量矿物质，这取决于它们在膳食中的需要量。常量矿物质指包括那些每日需要量在十分之几克到一克或几克的元素，如钙、磷、钠、氯、镁、钾和琉等。

微量矿物质也被称为痕量元素或微量元素，它们的需要量很少，每日需要量从百万分之几克（以微克计）到千分之几克（以毫克计），微量元素并不是作用比常量矿物质小，而是因其需要量很微小，如铁、锌、硒、锗、铬等。

2. 矿物质与运动

· 钙

矿物质钙可以保持骨骼、牙齿健康并且协助神经系统传导功能，还可以维持神经肌肉兴奋性及肌肉、心脏的收缩。钙的摄取量建议每日 1 000mg。食物来源：牛奶、奶酪、起司、黑木耳、黑豆、海带、芝麻酱。

· 铁

矿物质铁是参与组成血红蛋白、肌红蛋白的主要元素，它运送氧气至身体各部分，如果体内缺乏铁，可能会影响肌肉功能，体力下降，尤其对女性来说更需要补充。铁的每日摄取量建议为男性 10mg，女性 15mg。食物来源：牛肉、猪肉、羊肉、内脏、蛋黄、豆类、全麦谷类、绿叶蔬菜等。

· 镁

矿物质镁能帮助制造蛋白质并且参与碳水化合物和脂肪的代谢，还可以提供运动所需的能量、维持骨骼结构、肌肉收缩和心跳调节以及神经系统传导功能等。如果缺乏镁，可能会出现肌肉无力、抽筋、心率不整。镁的摄取量建议每日 300mg，上限 700mg。食物来源：绿叶蔬菜、全麦谷类、果仁、糙米、肉类、奶类、香蕉等。

· 钾

矿物质钾可以维持体内酸碱及水份平衡并且维持心跳功能正常、神经系统传导功能，如果缺乏钾可能会使肌肉无力、抽筋，神经系统及心跳受损。钾的摄取量建议每日为 3 500mg 为上限。食物来源：蔬菜、生果、全麦谷类、豆类、果仁、干果等。

· 锌

矿物质锌的功用是用来建立和修补肌肉纤维，并且协助制造蛋白质、男性荷尔蒙等，它还可以维持酵素的功能以及提升人体免疫能力。锌的每日摄取量建议为 15mg。食物来源：贝壳海鲜类、肉类、果仁、豆类、全麦谷类等。

· 钠

钠是人体必需的矿物质营养素，它能协助神经、心脏、肌肉及各种生理功能的正常运作，调节水分的吸收。钠的摄取量建议每日 2 400mg 为上限。食物来源：肝脏、海鲜、鸡蛋、菠菜、芹菜、红萝卜。

· 锰

锰对于运动员来说是很重要的一种矿物质，它可以消除疲劳、增进记忆力、缓和神经过敏及烦躁不安、预防骨质疏松等。锰的每日摄取量建议在 2～5mg。食物来源：蔬菜、水果、核果类、谷类。

· 铜

矿物质铜可帮助铁传递蛋白，在血红素形成过程中扮演催化的重要角色，假如人体缺乏铜，在组织中的铁就无法进入血液里，会出现与缺铁同样的症状并造成身体贫血。铜的摄取量每日建议 1 ～ 1.6mg。食物来源：动物内脏、海鲜、菇类、全麦食品、蜂蜜、花生、橄榄、豆类。

这些矿物质的主要功效是维持生理系统，强化骨骼结构和肌肉、神经系统，辅助酶、激素、维生素和其他元素发挥作用。

（七）膳食纤维

1. 膳食纤维概念与分类

膳食纤维是指能被人体小肠消化吸收，而在人体大肠部分能全部发酵的可食用的植物性成分、碳水化合物及其相类似物质的总和，包括多糖、寡糖、木质素以及相关的植物物质。常见的膳食纤维有：纤维素、半纤维素、果胶及亲水胶体物质等。

> 膳食纤维分为可溶性膳食纤维和不可溶性膳食纤维
>
> · 可溶性膳食纤维
>
> 功能：降低胆固醇、调节血糖、降低心脏病发病危险、改善糖尿病；主要来源于水果、蔬菜、大豆、燕麦。
>
> · 不可溶性膳食纤维
>
> 功能：调节肠的功能、防止便秘、保持大肠健康。
>
> 膳食纤维具有润肠通便、调节控制血糖浓度、降血脂等多种生理功能。

2. 膳食纤维与运动

消化高纤维的食物需要较长的时间，纤维减少了食物能量密度；延长胃排空时间，减少食物消化量。另外，膳食纤维具有较强的吸水膨胀功能，易产生饱腹感，对于减脂、控制体重具有良好的效果。

能量代谢、平衡与身体成分

一、能量代谢与消耗

（一）能量代谢

能量代谢是生命最基本的特征之一，其包括物质代谢和能量代谢两个方面。人体生命活动需要的能量来源于食物中储存的化学能。食物中含有多种营养成分，主要包括糖、脂肪、蛋白质、无机盐、水和维生素。其中糖、脂肪和蛋白质能够在体内分解释放出能量，一部分用于维持体温和转化热能向外环境中散发；另一部分形成 ATP（三磷酸腺苷）贮存于高能磷酸键中。ATP 在生理条件下释放能量供机体各种生命活动需要。这些能源物质在体内分解和合成时所伴随的能量释放、转移和利用称为能量代谢。

影响能量代谢的主要因素有：

1. 肌肉活动

劳动、运动都可以提高能量代谢；肌肉活动对能量代谢的影响最为显著。机体任何轻微的活动都可提高代谢率。人在运动或劳动时耗氧量显著增加，因为肌肉活动需要补给能量，而能量则来自大量营养物质的氧化，导致机体耗氧量的增加。机体耗氧量的增加与肌肉活动的强度成正比，耗氧量最多可达安静时的 10 ～ 20 倍。肌肉活动的强度称为肌肉工作的强度，也就是劳动强度。劳动强度通常用单位时间内机体的产热量来表示，也就是说，能量代谢率可以作为评估劳动强度的指标。

2. 精神活动

脑的重量只占体重的 2%，但在安静状态下，却有 15% 左右的血量进入脑循环系统，这说明脑组织的代谢水平是很高的。人在平静地思考问题时，能量代谢受到的影响并不大，产热量增加一般不超过 4%。但在精神处于紧张状态，如烦恼、恐惧或强烈情绪激动时，由于随之出现的无意识的肌紧张以及刺激代谢的激素释放增多等原因，产热量可以显著增加。

3.食物等特殊动力效应

各种食物中，蛋白质的特殊动力作用最大。在安静状态下摄入食物后，人体释放的热量比摄入的食物本身氧化后所产生的热量要多。例如摄入能产100kJ（千焦）热量的蛋白质后，人体实际产热量为130kJ，额外多产生了30kJ热量，表明进食蛋白质后，机体产热量超过了蛋白质氧化后产热量的30%。食物能使机体产生"额外"热量的现象称为食物的特殊动力作用。糖类或脂肪的食物特殊动力作用为其产热量的4%～6%，即进食能产100kJ热量的糖类或脂肪后，机体产热量为104～106kJ。而混合食物可使产热量增加10%左右。这种额外增加的热量不能用来做功，只能用于维持体温。因此，为了补充体内额外的热量消耗，机体必须多进食一些食物补充这份多消耗的能量。

4.温度环境

人（裸体或只着薄衣）安静时的能量代谢，在20～30℃的环境中最为稳定。实验证明，环境温度低时代谢率增加，主要是由于寒冷刺激反射弧引起寒战以及肌肉紧张。在20～30℃时代谢稳定，主要是肌肉松弛的结果。当环境温度为30～45℃时，代谢率又会逐渐增加。这可能是因为体内化学过程的反应速度有所增加的缘故，这时还有发汗功能旺盛及呼吸、循环功能增强等因素的作用。

（二）能量消耗

人体的能量消耗包括基础代谢、体力活动和食物的热效三个方面。为了达到能量的平衡，人体每天摄入的能量应恰好满足这三个方面的需要，这样才能有健康的体质和良好的工作效率。

1.基础代谢

基础代谢（BMR）是指维持生命的最低能量消耗，即人体在清晨而又极端安静的状态下，不受精神紧张、肌肉活动、食物和环境温度等因素影响时的能量代谢。一般在室温18～25℃，禁食12小时后，静卧、放松而又清醒时测量。此时能量仅用于维持体温和呼吸、血液循环及其他器官的生理需要。在此状态下测得的能量消耗比一般休息时低，但比熟睡时高10%，因此计算24小时的能量消耗时应扣除睡眠时少消耗的这部分热能（见表4.1）。

表 4.1　世界卫生组织建议的计算基础代谢公式（kcal/d）

年龄（岁）	公式（男）	公式（女）
0 ～ 3	(60.9) −54	(61.0) −51

年龄（岁）	公式（男）	公式（女）
3 ~ 10	（22.7）+495	（22.5）+499
10 ~ 18	（17.5）+651	（12.2）+746
18 ~ 30	（15.3）+679	（14.7）+496
30 ~ 60	（11.6）+879	（8.7）+829
> 60	（14.5）+487	（10.5）+596

2. 静息代谢率

由于基础代谢率的测定比较困难，世界卫生组织于1985年提出用静息代谢率（RMR）代替基础代谢。测定时，全身处于休息状态，但不是空腹而是在进食3～4小时后测量，此时机体仍在进行着若干正常的消化活动。因此，静息代谢率的值略高于基础代谢，但两者的差别很小，静息代谢率与基础代谢相差约10%，因而用静息代谢率更为普遍（见表4.2）。

表 3.2 人体 24 小时静息代谢参考值（kcal）

年 龄（岁）	体 重（kg）								
	40	50	57	64	70	77	84	91	100
男性									
10 ~ 18	1 351	1 526	1 648	1 771	1 876	1 998	2 121	2 243	2 401
18 ~ 30	1 291	1 444	1 551	1 658	1 750	1 857	1 964	2 071	2 209
30 ~ 60	1 343	1 459	1 540	1 621	1 691	1 772	1 853	1 935	2 039
> 60	1 027	1 162	1 256	1 351	1 423	1 526	1 621	1 716	1 837
女性									
10 ~ 18	1 234	1 356	1 441	1 527	1 600	1 685	1 771	1 856	1 966
18 ~ 30	1 084	1 231	1 334	1 437	1 525	1 628	1 731	1 833	1 966
30 ~ 60	1 177	1 264	1 325	1 386	1 438	1 499	1 560	1 621	1 699
> 60	1 016	1 121	1 195	1 268	1 331	1 404	1 478	1 552	1 646

2. 体力活动

体力活动的能量消耗又称生热效应（thermic effect of exercise，TEE）。一般情况下人体各种体力活动所消耗的能量约占总能量消耗的 15% ～ 30%，是影响人体能量消耗的主要因素，也是人体能量消耗中变化最大的一部分，因此是人体控制能量消耗、保持能量平衡、维持健康最重要的部分。其消耗能量的多少主要与以下因素有关：①去脂肪组织含量（瘦体重）越高者，活动时消耗能量越多，因为去脂肪组织是代谢活性组织，脂肪组织则是相对惰性的组织；②体重越重者，做相同的运动所消耗的能量也越多；③活动时间越长、强度越大，消耗能量越多。多数体育运动项目在训练时间内的能量消耗均相当于或超出重体力、极重体力劳动强度的消耗量。

3. 食物热效应

食物热效应是指人在摄入食物的过程中所引起的额外能量消耗，是人体摄入食物后发生的一系列消化、吸收利用、营养素及其代谢产物之间相互转化过程中所消耗的能量，又被称为食物特殊动力作用。

食物中不同产能营养素的食物热效应不同，产能营养素包括蛋白质、脂肪和碳水化合物，其中蛋白质的食物热效应最大，是本身可以提供的能量的 20% ～ 30%，脂肪、碳水化合物的食物热效应分别为本身产生能量的 0% ～ 5%、5% ～ 10%。

人体摄入的食物越多，所要消耗的能量也越多；吃饭速度比较快的人比吃饭速度慢的人消耗的能量要多，这主要是因为如果人体进食速度比较快的话，此时人体的中枢神经系统比较活跃，一些激素和酶的分泌速度就会比较快，而且数量还会比较多，人体对于食物的吸收和储存速率较高，因此能量的消耗也就会高一些。

二、能量供给与平衡

（一）能量供给

人体内有一整套能量代谢系统，将自然界中蕴含能量的物质加以消化分解，提取其中含有的能量物质，并处理成人体可以利用的形式，通过血液循环输送到各个细胞。再将能量燃烧后产生的各种废料收集起来，通过泌尿系统或呼吸系统排出体外，完成整个能量代谢的过程。

人体能利用的能量，主要来自三种物质——蛋白质、脂肪、碳水化合物，这三种物质统称为"三大供能营养素"。这三种物质中蕴含的能量是一种化学能，存在于分子结构中。这些供能物质进入人体后，经过氧化分解，转化为二氧化碳和水，在这个过程中，碳氢键断裂，同时释放出能量，完成供能。

（二）能量平衡

人体能量代谢的最佳状态是摄入和消耗平衡，能量缺乏或过剩都对健康不利。能量平衡即能量摄入与能量消耗相等，这是成人能量代谢的最佳状态。总能量平衡时，能量摄入（比如饮食摄入）和能量消耗（总能量消耗）达到平衡，人体处在一个稳定的状态，即可以满足能量消耗的补给的需要。能量平衡是一种动态平衡。这种能量平衡对机体保持健康和胜任各种生命活动十分必要。能量代谢失去平衡，则不利于身体健康。若摄入能量不足，机体会调动和利用自身的能量储备，甚至分解自身组织，以维持生命活动的能量需求。如果儿童长期处于饥饿状态，则生长发育就受到影响甚至停止。相反，能量摄入长期过剩，则会转化为脂肪在体内贮存，导致肥胖和机体负担加重，增加患心血管病、癌症、糖尿病等退行性疾病的危险性。

三、体重与身体成分

体重是人体骨骼、关节、肌肉、韧带和脂肪组织等部分以重量为单位的总和，是反映人体充实程度的整体指标，可间接反映人体的营养情况。体重过轻可视作为营养不良或患有疾病的重要特征，体重过重则表明出现了不同程度的肥胖。

根据人体各组织成分的生理功效的不同，体重通常分为脂肪重（体脂重）和去脂体重（又称瘦体重，通常用以反映人体肌肉量）。体重的变化取决于能量摄入与消耗二者的平衡，就是食用各种食物所获得的能量与各种活动所消耗的能量之间的相对比例。以下是几种国际上常用的衡量人体胖瘦程度以及是否健康的指标。

1. 身体质量指数

身体质量指数，即 BMI（Body Mass Index）指数，简称体质指数，是国际上常用的衡量人体胖瘦程度以及是否健康的一个标准。身体质量指数是国际上衡量人体胖瘦程度以及是否健康的一个常用指标。

计算公式为：BMI 指数 = 体重 / 身高^2。（体重单位：kg；身高单位：m）

2. 体脂率

体脂率是身体脂肪量和体重的比值，体脂率也被称为体脂百分比，是衡量脂肪比例和身体形态的重要指标。正常的人体中约有 1/4 由皮下及内脏脂肪组成，负责维持器官稳定及保护内脏等功能。一般成年男性体脂肪率超过 25%，成年女性超过 30% 就为肥胖；而男性体脂率介于 15% ~ 25%，女性体脂率介于 20% ~ 30% 为正常值。具体的数值还会因为年龄有所差别，年龄越大，体脂率通常会越高。男性和女性由于性别和身体构造的差异，正常体脂率的标准差距较大。

体脂率的计算公式：

公式 1：体脂率公式 =1.2BMI 指数＋0.23 年龄－5.4－10.8 性别（男为 1，女为 0）

公式 2：体脂率 = 体脂肪 / 人体体重 ×100%

身体成分是指体内各种成分的含量（如肌肉、骨骼、脂肪、水和矿物质等），常用体内各种物质的组成和比例表示，所以，身体成分是反映人体内部结构比例特征的指标。一般测量身体成分的方法有：皮褶厚度、流体静力称重、生物电阻抗分析、双能 X 射线吸收法等。

随着社会经济的高速发展与人们生活水平的不断提升，人们对健康生活追求也不断增加。健美的体型、合理的膳食都是健康生活中不可或缺的部分。而现如今生活方式，食物丰富、运动少，脂肪在维持人类生命活动的能量储备功能大大削弱，但却在体内积累得越来越多，分布也发生了变化，带来许多健康问题。

因此控制和保持体重，改变身体成分是日渐重要。而改变体重和身体成分着重在于减少体脂和增加总体瘦体重。其中最有效的途径就是控制饮食和开展运动。

减脂就是要减少体内的脂肪，而不是减少肌肉、骨骼等这些瘦体重成分。单纯靠节食减肥，包括服用节食减肥药和缩胃手术减肥，减少的体重有身体内的脂肪，但瘦体重成分所占的比例相对更大。因此我们应通过更科学、健康的饮食习惯来实现减脂。

运动在减脂中的作用有两方面，一方面通过各种运动增加能量消耗，使身体的能量平衡向负的方向倾斜；另一方面通过肌肉力量训练，保持肌肉和骨骼这些重要的瘦体重成分。之后的章节中会着重介绍瑜伽体式练习方法，通过一定练习从而实现减脂和改变身体成分的目标。

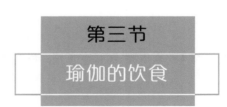

第三节

瑜伽的饮食

一、瑜伽饮食的分类

在西方医学，食物经由化学分析，测量其中所富含之维生素及营养素。在中医里将食物分为寒、凉、温、热四类。而在瑜伽的领域里，就身、心、灵，三个层面，人需要每日饮食，也需要深入了解食物内在的性质和对心灵带来的影响，因此瑜伽倡导将身心统一的健身理念融入饮食，并对食物进行分类：悦性、变性、惰性。

悦性食物

瑜伽观念：富有悦性力量的食物称为悦性食物，能够给机体提供所需的养分和精力，较容易消化，在体内不易堆积毒素，身体也变得健康轻松和精力充沛，身心变得愉悦、自律、快乐，同时产生博爱、希望和怜悯的胸怀，让心灵处于平和与稳定的状态。

食物种类：悦性食物包括所有谷类，如米、小面、玉米、糕、大麦、燕麦；水果、大多数的蔬菜；牛奶、乳制品，如酸奶、奶酪等；豆类、坚果、大豆制品，如豆腐、豆浆以及温和的香料。

变性食物

瑜伽观念：富有变性力量的食物称为变性食物，食用后会使人心变得好动，若食用过多，会使人变得过分积极、烦躁不安，甚至产生憎恨、嫉妒、沮丧、恨怒、恐惧等情绪而失去镇静平和。

食物种类：变性食物包括咖啡、巧克力、茶、海带、酱油、强烈浓重的调味品、可可、汽水。

惰性食物

瑜伽观念：富有惰性力量的食物称为惰性食物，食用后在身上产生的能量，使人嗜睡、昏沉、不安，身体易倦怠、生病，身心变得粗鲁，产生慵懒和不可遏止的欲望，缺乏生命力和开创力。

食物种类：惰性食物包括所有的肉类、鱼、蛋、洋葱、菇类、蒜、葱（洋葱、青葱、韭菜）、榴梿、酒、烟、麻醉性饮料。陈腐的食物（臭豆腐等）、放置过久的食物也会变为惰性食物。

在人们每天的饮食中，瑜伽练习者应尽量避免摄入惰性食物和变性食物，尽量选择悦性食物。正确的饮食可以让练习者处于良好的状态。错误的饮食会引起身心的失调，所以我们应充分地认识食物的特性。

二、瑜伽三类食物的特性

悦性食物，在滋养身体的同时，亦能让心灵感受其所带来的清净及喜悦，食用后精力充沛，却又平静祥和，不容易胡思乱想自添烦恼，是瑜伽练习者鼓励摄取的。

悦性食物大多富含较多的碳水化合物或是优质的蛋白类物质。在日常膳食中，我们应多选择这类食物。瑜伽运动倡导素食，悦性食物中大部分是素食，因为消化素食比消化动物类食品需要的时间少，消耗的能量少。植物来源的碳水化合物类食物也是机体最佳的供能物质，它经过机体的消化和吸收不会产生有害身体的物质。豆类和牛奶富含多种人体必需的氨基酸，能够满足机体对蛋白质的需求。为了弥补由于素食所造成的蛋白质摄入量不足，瑜伽练习者应该有意识地摄入优质蛋白质，避免由于缺乏蛋白质而造成体力下降、免疫力低、肌肉流失等现象。

变性食物要适量食用，食用不当会对心灵产生不良影响，如情绪易波动，焦躁等。惰性食物，易会让人产生昏沉、倦怠、烦躁不安、忧思等负面的情绪，须选择性摄入。

有些食物必须特别注意，内心感到急躁不安，要尽量避免惰性食物，特别是大蒜、葱类。此类食物容易使人燥热不安以及思虑不清。而人感到紧张，或有颤抖等症状，尽量不喝含咖啡因之饮料，如咖啡、茶等。因为，咖啡因会刺激中枢神经，让人产生紧张，过度兴奋，加重颤抖、心悸等症状。

另外，瑜伽饮食的分类并非一成不变，会随着气候、个人身体状况而变的，比如气候寒冷的地方，变性食物就会变为悦性食物，惰性食物就会变为变性食物。

三、瑜伽饮食的倡导原则

瑜伽提倡人们过健康、纯净的生活，饮食是人生活方式中的一部分，也是非常重要的一部分。瑜伽理论认为，人的生活习惯会直接改变人的饮食习惯，而饮食习惯的改变也会影响人的生活方式，最终影响人的肉体和精神状态。瑜伽理论中有这样一句话：我们吃是为了生存，而生存不是为了吃。人们需要一个健康的身体、健康的心态，瑜伽的最终目的就是让人们健康、快乐地生活。

1. 均衡每一餐营养

瑜伽提供给人们一种生活的理念，这种理念无时无刻不在显示它的"均衡"观念。事实上，饮食均衡不光是身体、生活的需要，也同样是精神和心理的需要。不管你有没有在练习瑜伽，都应该保持均衡的饮食习惯，均衡地摄入人体真正需要的营养成分。

在了解均衡饮食之前要先摒弃或者澄清从前种种错误的饮食观念，如青菜、水果吃得越多越好，吃素食会营养不良，吃素才能练习瑜伽，等等。事实上，人体所需要的营养量基本相同，人们吃任何食物都要适可而止。为了帮助人们选择正确的食物，瑜伽建议人们每天摄入的食物中不要缺少这样几类食物：新鲜的水果、蔬菜以及干果和谷类。

新鲜的水果、蔬菜含有各种丰富的维生素，能提供给人体需要的营养成分，还能清除体内垃圾，排出身体毒素，而且经常食用新鲜的水果和蔬菜也能帮助练习瑜伽的人们达到更好的效果，便于生命之气在身体中顺畅地流通。

各类干果能提供给人体足够的热量（脂肪），还有消除身体疲劳的作用。谷类中的膳食纤维，虽然不能被人体消化利用，但对人体健康具有很多不可替代的作用，例如降糖降脂、解毒防癌、通肠化气、增强人体免疫力、提高抗病能力等。谷类还含有丰富的维生素和微量元素，有利于排毒养颜，增智醒脑，提神安眠。

2.吃自然的食物

瑜伽的内涵里本就有"平衡、自然"之意，除了饮食要均衡、多样性外，自然的饮食观也是瑜伽饮食的重要特点。许多人错误地认为，瑜伽饮食清淡、素净，是人们难以接受的，而且长期清淡饮食还有可能造成营养不良。事实上，科学理论和医学研究证明，正确的瑜伽饮食习惯是十分健康的，它能提供人体所需的各种营养成分：维生素、蛋白质、膳食、纤维、脂肪、矿物质等。

我们可以从各种渠道，各类蔬菜、水果、豆类、干果和谷物类中摄取足够的营养成分。瑜伽认为人吃东西就是从食物中获取"生命之气"，而自然的绿色食品本身已从大自然中获取了阳光、空气、水分中的生命之气，所以瑜伽食物首选自然食物。

3.不浪费食物

瑜伽饮食还主张吃全食物，即吃全食物的根、茎、叶，这样可以在食物中获取最多的养分。即使你还是荤食者，在瑜伽理论中也尽可能同样遵循全食的规律，例如：如果你吃鱼，你可以选择吃整条的小鱼；如果吃蔬菜，专家们也建议尽量吃菜的整个根、茎、叶，例如：菠菜、萝卜、芹菜等，这样可以全面吸收食物所提供的营养成分。

4.节制，多样化

瑜伽认为吃得太多，会加重身体消化器官的负荷，而且容易在体内积存过多的不易排泄的毒素和垃圾，人会处于"惰性"状态，甚至引发疾病。瑜伽倡导节制饮食，能在不伤及脾胃，不会导致消化、吸收障碍的前提下保证供应充足的营养。而少食多样的饮食方式不但能给身体提供营养，聚集能量，还能维持正常的身体吸收、消化和排泄的机能。每餐吃到七八成饱是比较合理的。

多样性的原则主要表现在我们在对食物的摄入过程中，应注意身体各系统、各器官对于饮食的需求，如维生素、矿物质、蛋白质等。如果只在乎自己味觉的感受，人很容易偏食，从而可能导致营养不良或者缺乏某种必需的营养素，如：缺乏维生素而引起的皮肤病等症状。

5.根据身体状况对症下餐

人的身体状况每天可能会有不同的感受，对食物的需求也不一样。我们可以根据当天的身体状况来调整自己的饮食，如果身体有不舒服的感觉而出现没有胃口的现象，我们可以遵循身体的感受，吃一些较平时饮食清淡的食物或者可以暂时不吃东西，这样身体会自动调节，如身体出现低烧等症状，也可以暂时停止瑜伽练习，当身体感觉舒服一些时，可以在平时不是饮食的时间进食，吃自己想吃的食物，在这种状况下，你并不一定要严格遵循平日的进食时间和食量。

瑜伽饮食文化中有禁食方面的内容。瑜伽认为禁食是一种洁净身心的方式。古时候，圣贤们认为禁食是人或动物自身对付病痛、恢复健康的最自然的方式。人类在生病时往往会没有胃口，这是自然反应。在正常的生活状态里，人们许多的精力都被消耗在消化系统，禁食时，身体的精力更多集中在身体、精神状态的恢复，有助于身体排毒。

以洁净身心为目的的瑜伽练习，也借鉴了禁食这一方法。不过瑜伽禁食法不是生活中随随便便的"不吃不喝"，它是瑜伽练习中的一种练习方式，是有助于身心调节的断食方式。在禁食期间人的意识状态会更加敏锐、清晰和稳定，禁食期间是人体内脏"休息"的时间，也是清理身体毒素的过程，这样人的感觉如：知觉、视觉、听觉、味觉都会变得更加敏感。但禁食一定要得当，不应盲目进行，更不应等同于减肥！

每天的饮食当中应有优质蛋白质，如豆类等。每天的菜谱中都应有新鲜的蔬菜并且最好有绿叶菜。采用快速烹调方式可以最大限度地保留蔬菜营养成分。每天的新鲜水果也是必不可少的。尽量遵循食用新鲜蔬菜、水果，吃全食的规律，有些未成熟或者过熟甚至变质的蔬菜和水果不但失去了原有的营养，而且会对身体有害。尽量少食精制、加工的食物，如：精白面粉、白面包、罐装水果、罐装蔬菜、饮料等。每次烹调食物都以自己的食量为度，不要做过多的食物，因为吃剩的食物在下一餐要重新加热，而重新加热的食物也是瑜伽食物中十分忌讳的，加热的食物会大量的失去食品中的营养成分甚至会发生化学反应而产生大量的毒素，食用了这类食物身体会产生很多的毒素。

从上面这些原则可以看出，瑜伽倡导的饮食习惯在一定程度上还颇符合现代营养学的观念。每一个追求健康生活品质瑜伽练习者都应知晓维持健康不仅是维持身体上、心理上的平和状态，更重要的是维持一种健康的生活习惯，即有规律地运动和合理地补充营养。所以通过练习瑜伽，无形之中就将两者合二为一了。

健康的营养摄入习惯能够给人们的饮食和生活方式带来积极的改变。习惯是靠着时间的累积，所造成心理上的惯性反应。不论是好习惯或坏习惯，都是靠着时间的累积养成。也因此，改变习惯，需要一些耐心和时间。要正确对待自身，并不是去宠溺或满足自己即时的欲望，而是静下心来去聆听身体真正的需要，同时也要注意不要被负性的自我批判所蒙蔽。一个人假如无法马上放弃荤食，不需要勉强自己或压抑欲望，否则适得其反。可以采用循序渐进的方式，先减少荤食的分量，相对增加蔬菜水果的分量。倾听自己身体的声音，那么所得到的回报足以激励自己继续在这段旅途上前行，拥有更强壮、更健康的身心。

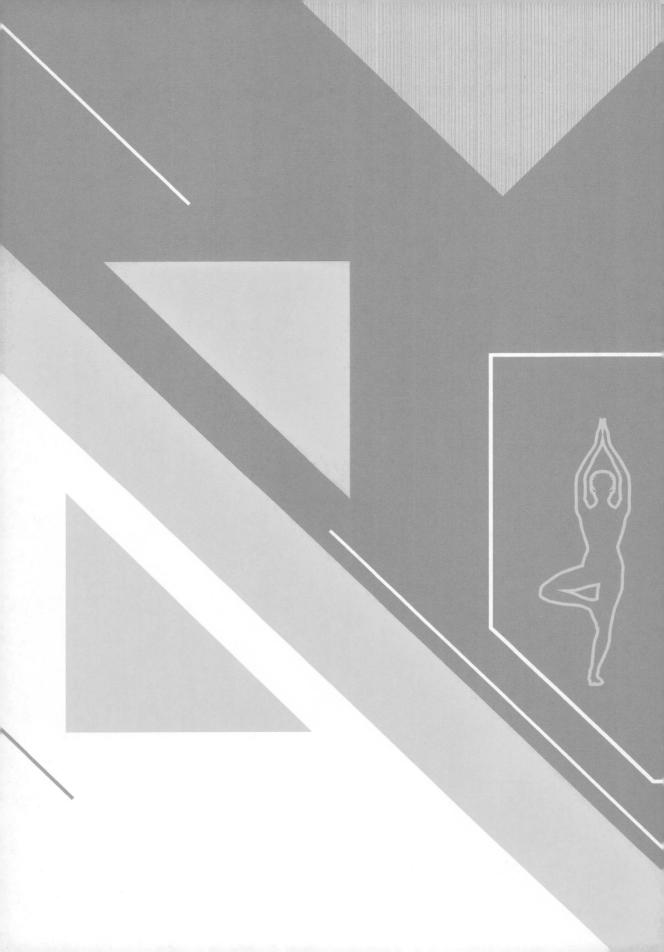

05

第五章
瑜伽练习的基本要素

在前几章中，我们学习了瑜伽的起源与发展、掌握了基本的人体运动解剖学、生理学知识，了解了瑜伽营养学相关的理论知识。在接下来的几章节中，我们准备开始瑜伽的实践练习。在本章节中我们将对瑜伽练习所需场地、器械、练习原则、热身、调息等进行学习。

第一节
练习的原则与要求

一、体式练习原则

瑜伽体式练习无论某个体式处于动态还是静态保持，都应注意以下原则，能帮助练习者更好地掌握体式，并且增强瑜伽练习的安全性和有效性。

（一）根基稳定，实现动态张力。

为了实现最大的稳定性、灵活性和伸展性，要从身体最底端建立坚实的重心基础。无论站立、坐立、跪姿、俯卧、仰卧的体式，在进入体式前，必须保证身体的根基稳定。根基稳定，能依次向上建立和启动肌肉正确的发力点和保持关节的稳定。最后收紧肌肉，力量通过四肢和头顶向外延伸，这种收紧和定向力量创造出的动态张力，能够在体式练习中帮助练习者发展自己的力量。

> 比如四足式练习，双掌心的根基稳定，手腕关节不会扭曲，手肘关节和肩关节依次正位。如果掌心根基偏移到手腕外侧，大拇指侧力量缺失，不仅会出现手腕疼痛，还容易出现以下这些问题：手肘关节容易超伸，出现耸肩，两侧肩胛骨会向两侧张开，缺乏向脊柱中线集中的力量，胸廓向下沉，腰椎过度前凸，翘臀，小腹力量没启动，核心力量缺乏，脊柱延展度缺乏，大腿力量不集中，双膝跪地疼痛感。

在山式站姿练习，脚底根基位置点偏移，出现足弓塌陷，脚踝关节不正，足外翻，胫骨内旋，大腿内旋，髋关节位置偏移，骨盆倾斜，脊柱倾斜等问题。而根基点的建立和稳定，是为了确保根基以上关节之间的肌肉韧带紧致且有弹性，将相邻的骨骼关节面衔接在正常生理位置中。

（二）关节正位

在根基稳定好以后，关节之间的位置要调正。人体的关节由关节面、关节囊和关节腔构成。关节面多由透明软骨或纤维软骨覆盖，既光滑又富有弹性，因此运动时可以减少摩擦、震动和冲击。关节囊是在关节四周包住关节的纤维结缔组织。关节囊分二层，外层是纤维层，坚固、强有力地连接组成关节的骨。内层叫滑膜层，能分泌透明的滑液，可减少运动时关节面的摩擦。关节腔被关节囊封闭的腔隙叫关节腔，腔内有滑液，腔内为负压，对加固关节有非常重要的作用。

> 身体习惯性的不良站姿，会导致关节之间位置偏移，引发一侧关节韧带过紧，相对应另一侧的关节韧带过于虚弱，过紧的关节面之间的距离缩短，关节面上的软骨容易磨损，久而久之出现疼痛。如足外翻（脚踝关节外侧压力加大，内侧张力加大，脚踝关节容易扭脚）、膝外翻（膝关节外侧压力加大，内侧张力加大，形成 X 形腿，膝关节外侧容易疼痛）。

要想改变这种状况，就要建立关节之间新的平衡和稳定性，放松过紧的肌肉韧带，强化过虚弱的肌肉韧带，通过瑜伽体式的练习，使原本倾斜的关节逐渐回到正常的解剖生理位置。所以在进入体式后，自己要在身体力所能及的状态中，调整关节回复正位。如在单腿和双腿笔直站立的站姿体式中，屈膝可避免膝关节锁死。在瑜伽练习时，屈膝的程度可理解为略微弯曲。这样可以加强膝盖周边肌肉的力量，矫正腿部肌内不平衡的问题，以此帮助稳定基础，保护膝盖。

（三）创造核心稳定性

中部肌肉（包括腹肌、腰部肌肉、臀肌和髋屈肌）组成了人体的核心。在进入体式之前，应先活动该部分肌肉，在保持体式时，利用核心创造力量、稳定性和灵活性。在固定基础后，便可以开始创造核心稳定性。

以战士二式为例，双脚前后脚掌踩向瑜伽垫，然后拾起足弓，感觉像是将力量通过双脚、双腿传入核心来创造动态张力，这时核心已经开始运作起来了。当在稳固的核心基础上练习时，就可以自信地进入体式，也更容易保持体式。

（四）保持基础顺位

通过稳定核心，支撑脊柱。不论是进行扭转动作、侧弯、前屈或后弯动作，都应先启动核心力量，找到脊柱中立位置（尽可能挺拔脊柱同时保持脊柱自然曲度）。这种方式能够在合理的顺位下增强肌肉力量，同时预防受伤。与此同时，头部和颈部同样是脊柱的一部分，也要随脊柱的运动而动。保持脊柱顺位能够帮助你正确使用力量，防止颈部和肩膀张力过大。

例如当进入和完成前屈类体式时，利用髋部关节滑轮原理，屈膝并弯曲髋部。这个动作帮助练习者保持脊柱中立，防止背部受伤。以同样的方式，做前倾动作，大幅度屈膝，找到脊柱的中立位置，然后利用双腿自然返回站姿状态。而在日常活动中，如提起物体或俯身时，也应遵照以上原则。

（五）循序渐进，观察临界点

身体进入某个瑜伽体式后，随着肢体的打开，不同的身体会有不同的临界点。所谓临界点就是练习者保持在某个身体姿势中的时候，肌肉之间伸展的极限位置。在这个位置，身体出现拉伸痛感，这种疼痛是在安全的范围内的，不会导致受伤。我们需要在这个位置中，感知自主呼吸是顺畅的，身体还有伸展的空间。

> 如果练习者超出身体的临界点，身体会发抖，会咬牙憋气，容易拉伤；如果没达到身体的临界点，而时刻想要放弃练习，练习效果就不尽如人意。

瑜伽的练习，是需要让练习者在自我觉知的位置上，对自己的身体进行观察。逐渐延展身体，打开身体的边界。我们应平静而积极地看待这种边界，时刻在边界点上，对身体做出更深、更开放的调整。

（六）打开边界，突破自我

身体的临界点不是一成不变的，而是随着体位的移动而逐渐延展的，其中蕴藏着更多的可能和更多的打开空间。比如坐角式练习，开始时，双腿内侧过紧，随着身体向前伸展，结合呼吸一点点拉伸，双腿内侧的边界会越来越大，延展性会越来越强。

> 如果你觉得自己无法完成，或者否定自己，那么你的身体只会愈发沉重。而瑜伽练习即是对身体的唤醒，让练习者自觉沉重的身体越来越轻盈，也是对身体的觉察，只需要看到当下那刻身体的状态，放下对身体的保守看法和自觉不可能的念头。练习者可以进行自我暗示，身体会随着多次坚持练习成为可能；如果你继续保持消极的状态，或不愿意看到这种改变，那么练习将一直停滞不前。

所以打开边界意味着放下不自信和固执的想法，你需要在观察身体的过程中，给自己时间和空间，建立新的信念，创造新的奇迹。

打开意味着敞开，敞开意味着向更远的地方探索，你需要保持好奇心，放下原有的观念，保持行动力，真正地行动起来。行动是自觉的，好奇是动力，在动力的带动下，有趣地行动，在行动的练习中，进行新的探索。你的身体体式就是自我行动和探索的直接训练。

（七）坚持练习，持之以恒

在对临界点进行观察的过程，就是练习者对自身自我认知的过程，看到自己身体当下的状态。瑜伽练习不是体操，必须刻意地去完成某种极限角度，瑜伽练习无须担忧未来，因为选择不做或放弃，就一定无法成功。我们需要放松，不为难自己，不强迫自己。如果一直觉得必须做到某种样子或某种程度就会形成压力。

我们只须在临界点中，感受自己与身体的感觉融为一体，成为感觉本身。那种对感觉本身的观察过程是放松而不懈怠的，是专注而不僵硬的。身体中每一刻的感觉都是载体，承载着自身内在身体的状况。通过载体，自己内心一直持续不断地看到各种呈现。这样就是"联结，整合，统一"的状况，最终对联结这个状态也进行清醒而放松的觉察。

（八）感受体式中的呼吸

随着身体的移动，呼吸必然会有变化。呼吸成为体式重要的一部分。通过呼吸，练习者可以逐渐打开边界；感受呼吸，呼吸会有各种变化，如呼吸短浅、浮躁、急促等都是在提示练习者需要放松、收回和调整；呼吸深长、缓慢或柔和即是提示此刻身体舒适，可以再打开更多一点。因此呼吸是引领，也是参照。

> 比如身体拉伸的练习，练习者可以缓慢呼吸，观察呼吸的状况。感知身体调整好后，深吸气，延展脊柱；随着呼气，身体放松。在身体感觉的载体中，呼吸成为推动载体变化的动力，正确地运用呼吸，持续地运用呼吸，便会开启更多的可能。

以上这些练习原则是整体的，对根基、核心的建立，确定关节、脊柱的正位，在循序渐进练习过程中观察临界点，在每一刻的临界位置一点点打开身体的边界，帮助练习者发现更多的可能空间，建立持续的信心，带着信心对自己的身体进行清醒而放松的观察，在对观察的持续状态中看到呼吸发挥的作用，并运用呼吸，建立身心平衡。

二、瑜伽练习要求

（一）了解自身身体情况

首先练习者要熟悉自己身体的各部位，尤其是双脚、尾骨、坐骨、耻骨、骶骨、肋骨、锁骨、肩胛骨等，才能在练习过程中正确着力和发力；其次了解自己有无高血压、心脏病等，或颈椎、腰椎等或身体部位受伤史等，避免做可能对身体造成损伤的动作。

（二）练习前准备充分

初学者应避免独自练瑜伽，应选具有专业资格证的瑜伽老师指导，并选合适的课程。练习时穿着柔软舒适瑜伽服，配备专业道具如瑜伽毯、瑜伽砖等可以有更好的保护和支撑；练习前应充分热身，做时量力而行，感到不适应马上停止。

（三）感受呼吸和身体的律动

练习瑜伽，须意念配合呼吸，动静结合，循序渐进。用呼吸带动身体运动，呼吸越深身体越伸展。有些练习者，勉强自己在一些体位上把身体韧带拉到极致，而无呼吸运动配合，这种不得要领的练习，达不到健身目的。

（四）个体独立性，循序渐进

每个人的身体状态都不相同，不要盲目与其他练习者攀比，只需根据自己身体状况练习即可。中年人、骨质疏松症者、有颈椎及腰椎病患者、心血管疾病或肥胖者应视情况调整练习体式和练习强度。

（五）练习前保持空腹

瑜伽练习前应留出时间来消化食物，练习之前最好保持空腹 3 ～ 4 小时，饭后休息至少 90 分钟再开始瑜伽练习。瑜伽的体式动作是以人体的脊柱为中立位，进行前后左右的伸展、挤压的，过重的胃部负担会使练习者在练习过程中产生恶心、头痛、胸闷的症状，严重的甚至会出现呕吐。如果练习者有低血糖或者没有时间进餐，可选择在课前 30 ～ 60 分钟的时间内吃些水果、能量棒或酸奶、蛋白质奶昔来补充能量。

（六）练习后 1 小时内不要进食大量食物

练习之后，我们的肠胃都处于放松休息的状态，立即饮食则会造成肠胃负担过重。此外，练习结束后，身体的血液分布于身体的骨胳、肌肉，马上吃食物会使血液大量流向胃部，而使心脏的血流量大大减少，导致心脏负担增加。

（七）练习之后不要马上洗浴

皮脂与汗液会形成皮脂膜，可以起到非常好的滋养皮肤的作用。练习之后立即洗浴会破坏掉这一有益物质。但是，高温瑜伽、力量瑜伽或是形体瑜伽训练会使练习者大量出汗，汗液排出的毒素需要通过洗浴排出，而且浑身汗渍让人感觉不舒服。即便如此，也应谨记应在练习后待呼吸和心跳恢复正常之后再进行洗浴。除此以外，练习应赤脚进行，这样可以放松双脚。避免佩戴饰物，如项链、耳环等，这些饰物容易在练习时伤害身体。

一、瑜伽练习时间和频率

瑜伽练习过程中最重要的就是练习的规律性和长期的坚持。练习次数越多，收获也就越大。定期练习瑜伽能够收获很多益处。为了达到最佳的健身效果，每周练习 3 ～ 5 次，每次约 30 ～ 60 分钟。如果练习瑜伽的目的是缓解压力，那么可以每天练习，每次练习仅需 10 ～ 20 分钟的碎片时间即可。瑜伽大师曾指出，越短越频繁的瑜伽练习是缓解焦躁和压力的最佳方法，而且这种方法更容易适应忙碌的工作生活。对大多数人来说，从一天中挤出 10 分钟时间坐在瑜伽垫上，安静地调整呼吸，开始瑜伽练习是可以完成的。

对于瑜伽体式练习，能让练习者坚持下去的时间段，就是自己的最佳练习时间。因此，每个人都应该根据自己的具体情况，选择一个最合适的时间来练习瑜伽体式。一般来说，大部分的人都会选择以下三个时间段来练习：早晨、中午以及傍晚。早晨体式练习可以唤醒自己的身体，给身体带来充足氧气，让一天都精力充沛。

对于大部分练习者来说，早晨的时间毕竟有限，很多人会选择午休的时候练习瑜伽。午休的时候练习几个伸展姿势，就能缓解工作所带来的压力和紧张。另外一个练习的好时间是傍晚时分。在劳累了一天之后，姿势练习和语音冥想正好能让身心放松下来，为明天的工作或学习养精蓄锐。

练习瑜伽语音冥想的最佳时间是在日出和日落之际，传统瑜伽认为日出和日落之际是一天中最善良、祥和的时刻，在这样的时间段练习瑜伽语音冥想也更容易专注、保证质量。晚上在瑜伽放松术中入睡也能大大地提升睡眠质量。

如果对瑜伽运动尚不熟悉，或者没有办法坚持一种课程，那么选择每天短时间练习可以养成良好的日常习惯，练习者会享受这个过程，并愿意坚持下去。但最重要的还是需要先行动起来。这样才能发现这项运动的益处，这会鼓励练习者在适当的时候延长练习时间、增大强度。练习瑜伽越深入，便越能发现这项运动所带来的益处，很多人甚至才练习一次就已经能够体验到前所未有的不同之处。只要练习者体会到瑜伽带给自己的变化，发现自己的力量、柔韧性和感觉都有了改善和提高，可以进一步增加练习时间，以此达到更好的练习效果。

在这些情况下并不适合练习瑜伽：发烧、流感或急慢性疾病发病期。发烧时不宜练习瑜伽。瑜伽会进一步提升体温并占用一部分身体恢复所需的能量。同样，在感冒或者流感时，除了一些恢复性的动作外，不要进行中高强度的瑜伽练习。另外，女性在生理期期间应该避免做倒立或者肩倒立等动作，因为这些动作会导致体内的正常流动代谢被打乱。女性在此期间建议采用下犬式和靠墙抬腿式练习。生病或受伤时，训练前务必先征求医生或教练的意见。

二、瑜伽练习场地和环境

练习瑜伽的一大优势就在于其高度的便捷性，无论在家中、寝室、教室、办公室等任何地方都可以练习。当然，作为专业练习的场地和环境还是需要营造一个具有完整氛围的空间专门用于瑜伽练习，同时保证以下环境要素处于理想状态。

（一）地面

室内练习最佳的瑜伽地板应由光滑的木材制成，其中以硬木或木质层压板为佳。为练习者提供稳定、坚硬、平坦和光滑的地方，能给予平稳且略微柔韧、温暖的基底支撑。室外场地，可以选择广阔、平稳的地方。选择基础稳固的地面可以让练习者保持平衡，并且能够帮助练习者的关节最大限度地保持顺位。

（二）空间

练习瑜伽宜在安宁、通风良好的房间内。室内空气要新鲜，可以自由吸入氧气；也可以在室外练习，但环境要令人愉快，比如花园。有一点要注意，不宜在烈日下练瑜伽，也不要在大风、寒冷或不洁、有烟味的空气中练习。不要在靠近家具、火炉或妨碍练习的任何场所练习，以免发生意外。

（三）空气

练习瑜伽时要选择安静、清洁、空气新鲜的地方，在房间中注意保持空气的流通，这对于调息练习尤为重要，养成经常开窗通风的习惯，练习瑜伽时可以在旁边摆放绿色植物，地面必须是结实和稳固的。

（四）光线和温度

练习场地的光线明亮，房间的温度应该保持在中等偏暖的范围内，避免在阳光直接的照射下练习瑜伽。

（五）音乐

合适的音乐搭配着你练习的节奏，往往能鼓舞自己的练习。音乐同样能够起到放松的良好作用，更快速地让你的脑电波趋于放缓（平复）的状态。缓慢、柔和、舒缓的音乐有助于我们在体位训练时提升创造力和注意力。此外，我们也可以听自己的呼吸声或者老师的口头提示。这些音乐一开始节奏缓慢，到了中间节奏变快，再到后来节奏又放缓，可以帮助练习者进行深度拉伸，达到最后的放松。听这些音乐，无须在练习瑜伽中途更换曲目。

（六）香氛

芳香疗法是近年来瑜伽练习的潮流趋势。纯天然精油飘散到空气中，制造的怡人芳香能够为练习者的瑜伽练习体验营造舒适的环境。记住两个使精油时的基本原则：①使用经认证的治疗级精油，这样可以确保其中不含任何镇定剂或杂质；②请在使用前咨询医生，以防自己对某些植物产生过敏反应。

以下列举了几种常用的精油：

（1）薰衣草：是最常用的精油之一，具有多种治疗用途。薰衣草精油的芳香，可以让大脑镇定和放松。研究表明，薰衣草能够迅速刺激副交感神经系统（或称休息和消化系统），在辛苦了一天后使用它帮助放松身心，可谓完美至极。

（2.）桉树：因其镇定疗效而被广泛熟知，且研究发现它有助于缓解焦躁情绪。桉树精油能够帮助头脑清醒，缓解肌肉紧张，同样也是瑜伽垫的好伴侣。滴几滴在装满水的喷雾瓶里，用来清洗瑜伽垫，再好不过了。

（3）野柑橘：具有振奋精神、鼓舞身心的作用，其芳香能够带来温馨愉悦的感受。野柑橘具有较强的功效，可清除体内毒素、刺激淋巴系统来支撑免疫系统。野柑橘精油在清晨练习中使用最佳，它能让练习者的一天都精力充沛、祥和美好。

（4）依兰：花香沁人，具有放松身心、提神醒脑的功效，还可以减轻压力引起的高血压症状。在练习修复瑜伽时可使用这种精油。

（5）檀香：在印度传统仪式中已有超过4000年的使用历史，至今仍被广泛用于医疗中，具有放松神经和缓解焦躁的功效。

（6）广藿香：带有一丝柑橘和琥珀的芳香，可平复焦躁情绪，放松心情。

三、瑜伽练习服装

瑜伽的动作和体态训练要求服装必须能允许身体能够自由地移动和伸展。在瑜伽训练中，对服装的最大要求就是舒适和实用，它不应限制练习者的运动范围，并与所处训练环境的温度相适应。在练习过程中，会出汗、拉伸身体，那么皮肤会紧贴衣物，所以推荐穿着有机竹或有机棉面料的衣服。太过宽大的上衣将会在做某些体式时向上缩。在练习瑜伽的过程中必须脱掉鞋袜，这样有利于练习者的脚与瑜伽垫相贴紧，脚和脚趾从而得以延伸。

选择服装时非常重要的一点就是它应该让指导老师可以看见练习者身体线条或躯干状态。比如说，长而宽松的裤子使指导老师无法判断出练习者腿部肌肉是否正确地与背部的肩胛骨相契合。

在瑜伽练习中，建议女性穿着内置运动文胸的背心、紧身裤、弹性裤或者七分紧身裤。男性穿短裤、背心或者长袖 T 恤。多穿几层衣服也是不错的办法，这样易于热身，也易于放松。总的来说，着装应与训练相适应，且舒适、舒展。

四、瑜伽练习辅助器械

瑜伽练习中会用到一些附加的道具，最常见的有瑜伽垫、瑜伽砖、瑜伽伸展带 / 弹力带和瑜伽枕。

（一）瑜伽垫

瑜伽垫表面为手和脚提供了很好的摩擦力，避免维持体式时打滑（见图 5.1），有不同厚度的瑜伽垫可选。有些人倾向于选择厚一些的瑜伽垫，以便获得更好的垫衬效果，厚瑜伽垫的缺点是不利于完成平衡体式。还有人喜欢薄一些的瑜伽垫，有触摸地面的感觉。练习者可以通过实践练习找到自己适合的瑜伽垫，也可以折叠两张瑜伽垫，找到最适合自己的厚度。

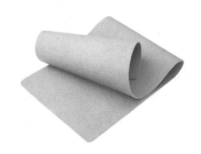

图 5.1　瑜伽垫

如果新瑜伽垫有些打滑，可将其置于浴缸中，使用少量洗涤剂进行清洗。然后用醋和水将残留物冲洗干净。对于那些能够机洗的瑜伽垫，一定要在甩干之前拿出，然后挂晒晾干。

保持瑜伽垫清洁。练习前后彻底擦拭瑜伽垫，防止细菌滋生或出汗后产生油脂。可以喷洒专门的瑜伽垫清洁剂，或者使用自制的清洁剂（将中性清洁剂、醋和水混合，再装入喷瓶），然后使用干净毛巾进行擦拭，为下一次练习做好准备。

（二）瑜伽砖

瑜伽砖作为瑜伽练习中用途最广泛的辅助工具之一，在练习过程中能起到多方位的效果（见图 5.2）。刚开始练习时，人们的肌肉处于紧绷状态，舒展身体时可能无法触碰到地面。肌肉过度紧张可能导致无法正确完成一些伸展体式，造成错误的身体姿态，削弱了练习带来的好处。瑜伽砖是获得支撑的有效工具，可以让肌肉在适宜的初长度进行缓慢拉伸。

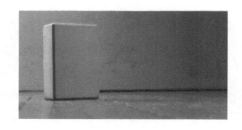

图 5.2　瑜伽砖

比如瑜伽砖能够辅助我们对身体的支撑，可帮助练习者们舒展自己的身体,达到伸展筋骨效果，当我们在做手触地姿势时，比如在练习三角伸展式时，可以将手支撑到瑜伽砖上；在做脊椎后弯的动作时，可用瑜伽砖来支撑身体，能降低受伤的概率，在安全的基础上，把每一个体式都做到完美化，进而强化塑身效果；如金刚坐英雄式坐姿，练习者脚背不够柔软而不能正确完成时，也可借用瑜伽砖的辅助来完善。

在练习莲花式的时候，有的练习者发现自己没有办法将额头完全贴在地面上，这时候就可以用瑜伽砖放在身体前侧，当腰弯下来的时候瑜伽砖正好可以撑住头部，从而可以达到练习效果。

瑜伽砖除了可以支撑我们的身体之外，还可以用来调节我们练习时候的动作难度。

（三）瑜伽伸展带／弹力带

和瑜伽砖一样，瑜伽伸展带可以帮助我们在完成体式时维持正确的姿势。当我们在完成前屈或扭转体式时，用伸展带缠绕在手或脚上进行辅助，将会帮助脊柱在开肩或伸髋动作中保持伸展和延长。

瑜伽伸展带通常长 1.8m，高个子的人通常需要2.4m 或 3m 的瑜伽伸展带（见图 5.3）。更加高大的运动员，比如篮球运动员或足球运动员，须使用特制的长瑜伽伸展带。瑜伽伸展带末端有紧固件，可在练习者做伸展运动时将伸展带固定住。最常见的两种紧固件为塑料夹和金属 D 形环。两种紧固件的功效是相同的，可以根据个人喜好进行选择。当然，我们也可以用将毛巾拧成带状或用皮带来代替。

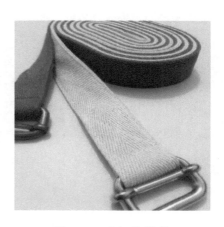

图 5.3　瑜伽伸展带

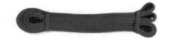

图 5.4　瑜伽弹力带

瑜伽弹力带是一种多功能道具，在扩展的过程中不会破坏动作的完整性，并能保持多种体式的稳定性（见图 5.4）。瑜伽弹力带适用于柔韧性较低或有伤病情况的人群。练习者可以借助弹力带辅助完成一些伸展类体式，可以更舒适地体会这些体式。

（四）瑜伽枕／瑜伽毯

瑜伽枕主要用于放松修复体式中，瑜伽枕可以让练习者的动作更加的深入，感觉更加舒适和放松（见图5.5）。在平躺的体式中，将头部、膝盖和腰部放置在瑜伽枕或瑜伽毯上，可以起到支撑的作用。在练习坐姿前屈式时，也可以使用卷起的瑜伽毯或瑜伽枕在髋部下方来保持脊柱挺直。

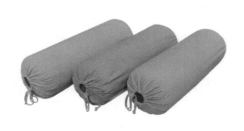

图 5.5　瑜伽枕

如果臀部肌肉紧张，直接仰卧在地上通常会导致下背部弯曲，骨盆后倾。这种坐姿会压迫骶骨。此时可以稍微抬高坐骨，缓解骶骨不适，并让身体在前屈动作中拉伸腘绳肌时，下背部不会感觉到压力。最简单的抬高方法是坐在5cm瑜伽砖、瑜伽枕或折叠的瑜伽毯上。

（五）瑜伽球

对于一些腰部韧性不是很好的人来说，瑜伽球是极好的辅助选择（见图5.6）。因为用瑜伽球能帮练习者在练习瑜伽的过程中，能针对腰部、背部、腹部等重要的部位产生良好的帮助作用，尤其适合那些容易腰背酸痛的人群。对于一些下腰的瑜伽动作，如果单凭自己的腰部韧性应该是很难达到的，而如果借助瑜伽球则能轻松完成，瞬间对一些难度大的瑜伽动作充满了信心。瑜伽球比较安全，有些瑜伽球上还有辅助按摩的"小气垫"，在进行腰部运动时，也相当于对腰背部进行了按摩。

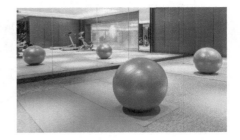

图 5.6　瑜伽球

第三节

呼吸控制

一、呼吸与调息

呼吸是人体生命的基本呈现状态。吸入氧气后，身体便会将这维系生命最重要的养分传输到每个细胞。由于呼吸是无意识的状态，所以大多数人并不在意呼吸方式。但是，呼吸的方式可能对健康产生重大影响。瑜伽老师经常会这样告诉练习者：每个动作都必须与呼吸同时进行，每次呼吸也必须要伴随每个动作。练习瑜伽，必须要注重呼吸，尤其是缓慢的深呼吸。古老的瑜伽教科书中曾提到，游泳的呼吸概念与瑜伽呼吸最为接近——缓慢的、强壮的、稳定的、深长的。几千年来，瑜伽大师深谙呼吸练习的奇妙益处，现在被越来越多的瑜伽爱好者和研究人员所关注，逐渐将可控的深呼吸和健康联系起来。研究表明，进行 5 分钟缓慢而深长的呼吸（每分钟 6 次呼吸）能够帮助高血压患者降低心率和血压。有意识地进行呼吸，为健康带来的最大益处便是缓解压力。众所周知，压力可能会带来一系列健康问题，包括高血压、心脏病和抑郁症。学会深呼吸，有助于缓解（甚至消除）很多由压力引起的症状。

瑜伽练习的一个关键要素就是有意识地控制呼吸，从而提高运动表现。传统瑜伽中，呼吸被认为可以起到推动和引领气的作用，气是存在于每个人身体内的宇宙生命力量。因此，气是身体中的重中之重。任何事物都是不同形式的力量。吸入宇宙能量（即气），通过瑜伽呼吸法练习学会控制个人能量，学会控制其在自己体内的流动。经典瑜伽呼吸法被称作"Pranayama"，字面含义即控制、调整身体的能量。即用来控制呼吸，也称之为调息。Prana 是指生命的能量，yama 是指控制。即控制体内外的气，以达到内心平静的状态，强调呼吸是生命力的核心。

气息的能量四通八达，游走于全身各个部位。若人紧张拘谨、处处不肯放松下来，那么这股力量便无法自由流动。一种说法是这样阐释气及其运动的：气将身体的左右两侧连通起来。身体右侧代表能量、热量和警觉，身体左侧则代表内部意识、冷静和镇定，身体的最佳状态，便是平衡这些力量。气的力量如果被封锁起来，或者失去平衡，那么便会以各种形式的疾病表现出来。瑜伽呼吸法，超越了普通的呼吸控制练习，能够控制生命力量。根据古老的瑜伽教科书，体式的练习能够打通身体内的瘀阻，瑜伽呼吸法的练习有利于掌控气的流动，这关系到掌控个人的精神和行为。古老的瑜伽师深谙气的精髓，研究了瑜伽呼吸法，并发现了掌握这种呼吸法的练习技巧。调息练习又能增强人体的摄氧量，并提高吸气时能量的摄入。大部分的调息练习时呼吸是平缓的，气息从鼻腔吸入直到腹部，再由下至上从鼻腔而出。调息时始终保持在一个舒适的姿势并延伸脊柱，同时把所有注意力都集中在呼吸上。

通过有意识的深呼吸，吸入更多的氧气，这样可以增强人的身体能量，强化注意力，保持头脑清醒，而这也是焦躁时无法做到的事情之一。为提高吸氧能力，应集中注意力将呼吸深入至肚脐，而不能仅仅停留在胸腔上部。

健身瑜伽呼吸和呼吸法的练习，还能够带来以下几点益处。

（1）强健横膈膜肌肉（呼吸时主要作用肌肉）和其他核心肌肉。

（2）增加体内热量和能量。

（3）帮助人们在紧张时或感到压力的情况下，促进大脑健康状态并提升专注力。提高意识、集中力和自控力。

（4）增强对气的控制能力，促进身心平衡。

（5）缓解焦躁、紧张情绪。

（6）身心达到深度放松。

日常活动中，人类每分钟正常呼吸 10 ～ 16 次；休息时，每分钟 6 ～ 8 次。日常生活中的呼吸，大多情况仅使用到肺上部的 1/3。这种呼吸整体上看是由于紧张或压力造成的，但还有一些是由于姿势问题。一般，过度驼背的人寿命短于正常人。驼背姿势时，几乎无法进行深呼吸。因为肺下叶血管更加密集，所以需要利用全部肺容量让足够的氧气进入体内，同时呼气时释放体内毒素。现代生活中，长期使用电脑工作、开车、使用手机等被称为前屈式的生活方式，即身体前侧是封闭的，其易导致深呼吸能力下降。

在瑜伽练习中，从一个体式变换到另一个体式时，练习者需要和自己呼吸的节奏相配合。在练习中，人们常会在某些体式上停留一段时间，在此期间也要保持呼吸顺畅。在变换体式的时候也应该注意呼吸。时刻记住找寻最适合自己的节奏，相信自己，坚持练习呼吸和动作，这会帮助练习者轻松地掌握技巧并将两者结合起来。

二、调息方法

（一）鼻式呼吸

传统瑜伽呼吸练习只使用鼻子完成。瑜伽的呼吸方法有许多种类，但主要是通过鼻腔呼吸的鼻式呼吸。通过鼻子呼吸可以对进入体内的空气进行加热、加湿和过滤。这样的呼吸在运动时能够保暖，为肌肉和结缔组织安全有效地进行拉伸提供必要保障。鼻式呼吸同样要求全神贯注，这样即使在比较具有挑战性的练习阶段，也能够帮助练习者保持对自身的高度关注，将意识与身体相连。鼻式呼吸对心脏和肺部最有效，这也是很多专业运动员重点练习这一技巧的原因。

（二）乌加伊喉式呼吸

　　乌加伊喉式呼吸是通过在喉咙后侧震动喉软骨发出声音形成的一种常见的调息呼吸方法。这呼吸技巧还可以和其他呼吸法结合使用。喉式呼吸的目的在于让练习者能够听见自己的呼吸，但声音不大，只有自己能听见。这种呼吸能够帮助练习者在锻炼时检测呼吸的质量和频率。如果能听到自己的呼吸，便能意识到何时呼吸短浅而急促，何时呼吸深沉而平稳。当练习时，喉式呼吸也同样能帮助练习者找寻到一个注意力集中点。喉式呼吸以及其他共振呼吸技巧能够对神经系统产生镇定的作用。

　　完整的喉呼吸是用鼻子吸气，呼气前段张嘴呼气。呼气中段开始闭嘴，持续发"哈"音，制造出喃喃低语的声效，因此这种技巧也被称为"低语式呼吸"。喉式呼吸法需要练习者部分关闭声门（喉咙的一部分，吞咽时关闭，呼吸时打开）。吸气和呼气时保持气流持续不断，轻声发出喉音。如果用力过大来刻意制造声音，那么练习者会感到越来越紧张。所以需要经过不断练习逐渐找到舒适而平缓的状态。经过不断练习，练习者能更加熟练地运用喉音和气息，直到最后毫不费力地进行喉呼吸。

　　学会呼吸时的发音后，应将注意力集中在正确的呼吸方式上。深呼吸最好是用横膈膜（肺部底端最强有力的肌肉）进行。吸气时，先集中注意力让横膈膜下沉，这时会感觉肚脐向外隆起。然后将空气输送至腹部，再输送至胸部。呼气时，先收缩横膈膜，将空气排出肺部和腹部，经过喉咙时，声带振动，发出轻微的喉音。瑜伽练习的整个过程中，练习者都应专注使用此呼吸方式，让它成为一种习惯。这种呼吸方式能强健横膈膜（毕竟横膈膜是肌肉），进而提高练习者的瑜伽运动表现。

音。感受空气穿过声带时的振动，重复练习这种声音和呼吸。如果能一直感受到这种发自喉咙的呼吸声，就可以进行下一步训练了。

开始喉式呼吸，将注意力转到呼吸上，注意每次吸气的质量和频率与呼气时相吻合。你可以在休息状态下练习这种呼吸技巧，可以在焦躁或疲劳时尝试一下。

（三）胸式呼吸

胸式呼吸接近我们日常用的呼吸方法，程度比日常呼吸更深长和专注。以肺部的中上部参加呼吸，感觉胸部、肋骨在起伏，腹部相对不动。胸式呼吸可以稳定情绪，平衡心态，帮助因为呼吸短促而积压下来的废气排出体外。

扩张式呼吸法的重点在吸气上。这种呼吸技巧用于向上扩展胸部的体式（如站姿后仰、骆驼式、桥式或三角式）。在每次深沉地吸气时，提升并扩张胸部；然后在呼气时也保持这种扩张程度。开阔的胸部能够帮助练习者更加深入地进行呼吸。用力保持胸部开阔，还能够帮助锻炼脊柱和脊柱周边的支撑力量。

 练习方法：

选择舒适的瑜伽坐姿，注意腰背挺直，头顶引领脊柱向上延伸，身体屹立不动，将双手轻轻搭放到胸部下侧的肋骨上，体会肋骨起伏和气流涌动的感觉。用鼻子呼吸，吸气时胸部隆起扩张，将空气深入充满整个肺部。肋骨向上向外扩张，腹部不动并保持平坦。然后不要悬息，继续呼气，胸部放松，肋骨向内向下收缩，保持身体开放的感觉。反复几次这样的练习。

（四）腹式呼吸

腹式呼吸，指的是通过肺部的底部进行呼吸的一种呼吸方法，腹式呼吸也被叫作横膈膜呼吸。进行瑜伽练习的时候，如果采用腹式呼吸的话，只有腹部有起伏状，而胸部则是不动的。在进行瑜伽练习的时候，采用腹式呼吸，能够控制吸入的气体，从而使得膈肌变得更加有力，延长呼吸的时间和周期，在瑜伽练习过程当中呼吸变得更加有规律。采用腹式呼吸能够使得腹部的肌肉得到锻炼，对腹腔内的器官起到一定的按摩作用，增加肺活量，促进全身血液的循环。

腹式呼吸节奏缓慢，可将练习者带入深度放松和自我的状态。练习者可以在日常压力和焦躁下练习放松式呼吸，因为这种呼吸方法能够缓解压力带来的生理症状，包括降低心率和血压。这种呼吸技巧同样适用于将呼气和吸气的长度和深度相匹配。在初期热身的体式和最后的放松体式中使用腹式呼吸法，能够达到平静的状态。

练习方法：

　　练习者选择好坐姿或者仰卧等舒服的姿势，然后用鼻子进行呼吸，此时，轻轻地把双手搭放在腹部，搭放的时候，双手的中指相对。然后吸气的时候，要直接把气深吸到腹部，这时，胸腔保持不动，而放在腹部的手会随着气体的吸入而被抬起。这时，搭放的双手手指分开，手指分开得越大，说明气体吸入得越深，腹部也就相应的升得越高，此时，随着腹部的不断扩张，横膈膜会下降。而呼气的时候，腹部则会向着脊柱的方向用力地收紧，腹部不断收缩，双手从分开变为叠加，当所有的空气呼出双肺之外时，横膈膜就会上升。

（五）完全式呼吸

　　完全式呼吸法，是所有瑜伽呼吸练习中最简单且最有收获的一种呼吸法，是瑜伽调息和相对应收束法的基础，它是一种自然流畅的呼吸方法，让整个肺部参加呼吸运动，腹部、胸部乃至全身都能够感受到起伏。它既能够净化身体，又能为身体供给能量。

　　在日常生活中人们仅使用肺的上部进行呼吸，并没有让肺部发挥最大作用吸入所需氧气。完整的完全式呼吸可以将呼吸空气的量扩大 3 倍，让新鲜的氧气供应血液，非常有效地降低血液中二氧化碳的含量，提升血氧水平，让心脏更强劲，缓解内脏压力，调整内分泌失调。完全式呼吸可以让练习者将精力时刻集中在呼吸上，了解并且发挥自己肺得最大的功能。当熟练这种呼吸技巧后会发现它可以让你的身体收放自如，产生奇妙变化。

　　在完全式呼吸中，练习者需要使用横膈膜肌肉的力量让肺腔从下到上充满空气。练习这一技巧，首先是腹部隆起，接下来分别是肋骨扩张、胸腔扩张，最后是全部呼出气体。三阶段呼吸法可以在健身瑜伽课程的任何阶段使用，包括开始阶段和结束阶段。三阶段呼吸法也可以和喉式呼吸法相结合，来增强意识和自控力。

选择姿势，坐姿、仰卧、站立都可以练习。以简单坐姿势来说，采用正确的瑜伽坐姿，头、颈、脊柱成一条直线垂直地面，放松神经及身体。鼻子缓慢吸气，用腹式呼吸的方法将气体吸到腹腔区域，感受腹部隆起，再用胸式呼吸的方法，将吸气延续继续向上，将胸部吸满空气并扩大到最大程度。此时腹部向内收紧，双肩可以略微升起，吸气已经到达双肺的最大容量。呼气阶段，按相反的顺序呼气，先放松胸部，肋骨向内向下，排出空气，然后收缩腹部肌肉呼尽所有气体，结束一个呼吸周期。第一次尝试练习时，可以将手放在腹部，按照步骤，再放在肋骨和胸腔上，让呼吸跟随手的节奏进行。如此循环下去，反复练习。

（六）收束法

收束法的梵文是 Bandha，意为"约束控制、封锁封印"。它是瑜伽中特有的练习方法之一，含有收缩、束缚的意思。收束法可以使人聚敛散布在体内各处的气息能量，进行集中和控制，从而产生更多的人体能量，这些能量使人体更加有效地利用自己身体的功能资源。传统瑜伽把收束法归为契合法练习中，收束法被广泛地应用到调息和契合练习中。

它能够将外在身体和生命体（能量体）相连。瑜伽呼吸法的练习可以帮助掌握气息，并控制它的流动。练习者可以通过收束法促进对气的掌握，通过肌肉收缩激活体内的某一区域。

收腹收束法：目的在于创造和存储能量。这种收束法通过拉伸横膈膜肌肉，进行更深沉有效的呼吸，来提升能量水平，净化和刺激消化系统，提升肺活量。收腹收束法经常和会阴收束法结合练习。收腹收束法使用的是腹肌、横膈膜肌肉和肋间肌（肋骨之间的肌肉）。收腹收束法可看作一项稳定核心的练习，也可看作一种屏息技巧。不论如何，在呼气后，确保长时间屏息练习收腹收束法不会感到不舒服。

首先吸气，将气体充满肺部。呼气时，将你的腹肌向里并向上收缩，排空肺部的气体。呼气结束时，将你的下巴含进胸口，好像你的下巴含着一个小的网球。

练习屏息，保持气体全部吐出状态，以创造真空力量带着你的器官向上，来拉伸你的横膈膜肌肉。为避免倒吸气，在你再次吸气前放松腹部和下巴。在练习收腹收束法时，也可使用以下瑜伽呼吸法的技巧：仰卧姿态的完全式呼吸法和坐姿位完全呼吸法。

第四节

热身与放松

瑜伽是一种从整体到局部的练习，首先它会活动最大的肌肉群和关节，然后再锻炼较小的肌肉群。进行任何一种体育运动都需要充分热身让身体做好准备。通过小幅度的动作活动大的肌肉群，润滑关节，能够降低受伤的概率。

热身体式可以让肌肉和结缔组织在练习时能够安全地拉伸，避免受伤。等到身体暖和之后，就可以练习其他的一些体式动作，在增强肌肉耐力的同时，让身体做好进行更大强度的力量练习和伸展练习的准备。

在热身体式中应该保持身体湿度，唤醒全身肌肉，让肌肉和关节缓缓进入下一个体式。同时在热身阶段能够审视自己的身体，知道身体中的哪些部分需要更多的注意和关注。

热身体式结束之后，我们的练习焦点就要转向力量、耐力、柔韧性和平衡性等方面。根据健身的训练原则，人们能够通过肌肉的渐增超负荷训练来增强力量，在这个训练过程中要增加练习量和动作幅度，在特定的动作范围之内活动肌肉数次。大多数体式都通过等长收缩来锻炼肌肉力量，为了增强耐力所以经常会将循环系列瑜伽引入其中。此外，瑜伽的体式能够让每块主要的肌肉在每一个级别都能够得到针对性的锻炼（小肌肉也可以得到锻炼），让你在保持平衡的同时，将力量最大化。

每次练习结束之后可以通过一些放松类体式让自己慢慢缓和下来。这一阶段注重的是通过长时间的深度伸展来增强柔韧性，降低心率，让练习者全面放松。此时要逐渐降低练习的强度，进入放松、拉伸的最后放松阶段。

一、热身体式

（一）关节活动

1.头颈热身（上下左右）

做法：

简易盘坐或站立，挺直脊柱，将注意力放于颈部，吸气低头，下巴靠近锁骨，呼气还原中正位；吸气抬头，后脑勺靠近后背方向，保持肩膀放松下沉，呼气还原。（交替各重复4次）

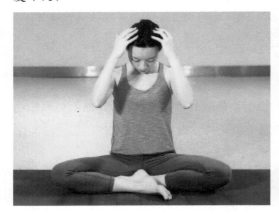 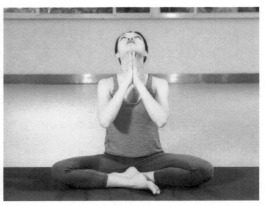

吸气不动，呼气头部转向右，吸气还原，呼气头部转向左。（交替各重复4次）

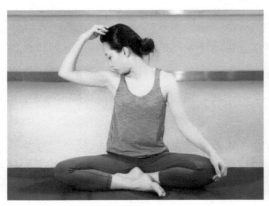 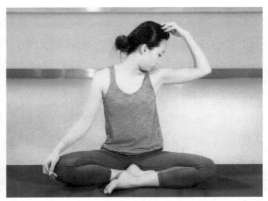

2. 肩肘转动

做法：

屈肘，两手手指搭在肩部；以肩关节为轴转动，吸气，手臂从前向后转动，呼气落肘。（正反方向各重复 10 次）

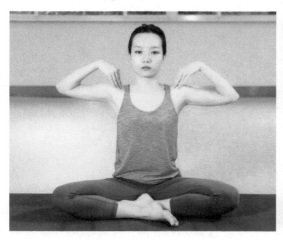 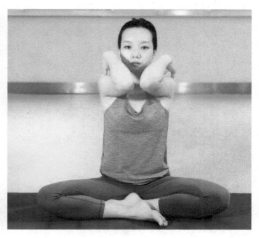

3. 胸背部及脊柱活动

做法：

简易盘坐，左手于体侧撑地，肘微屈；吸气右臂上举，拉长脊柱右侧；呼气，保持手臂与脊柱的伸展，躯干缓慢向左侧曲，右臀不要抬起；吸气，身体缓慢回正，右臂落回。（左右交替重复 5 次）

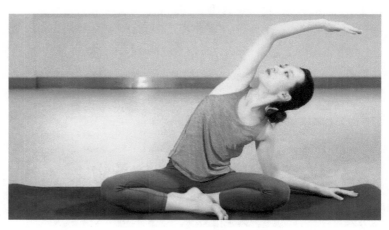

4. 腰部转动

做法：

简易盘坐，展肩挺胸；右手在身后撑地，左手放于右膝；吸气伸展脊柱，呼气躯干向右侧扭转，吸气身体回正。（配合呼吸左右各 10 次）

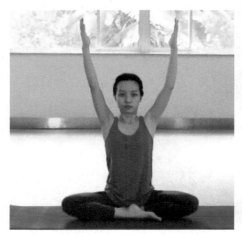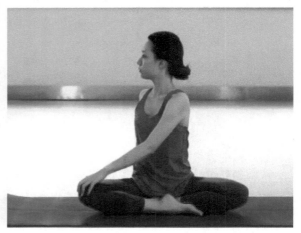

5. 髋关节活动

做法：

束角式坐姿，屈双膝两脚底相合，两手握两脚脚趾；吸气，两膝向上收拢；呼气，两膝向外打开；呼气，两膝向外打开，向下靠近地面。（重复 10 次）

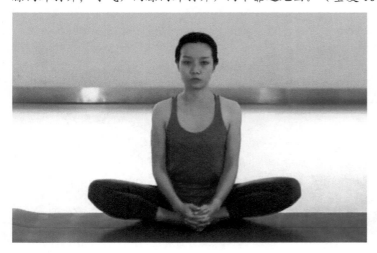

6. 腿部及膝关节活动

做法：

屈右膝，两手十指交叉抱住大腿后侧，吸气，膝关节伸直；呼气，膝关节弯曲。（重复5次）

膝与手的位置不变，吸气直膝，呼气小腿向右画圈（顺时针）后落回到屈膝位置。（左右各重复5次）

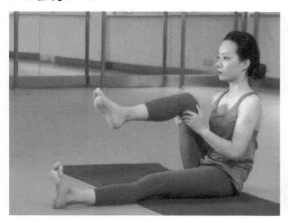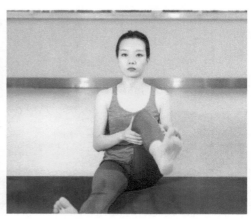

7. 脚踝活动

做法：

伸展脚踝，吸气，向上勾脚后跟，呼气，向下绷脚后跟。（重复10次）

旋转脚踝，保持呼吸。（左右各5圈）

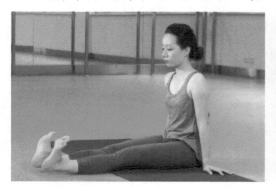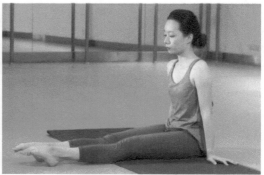

（二）拜日式序列

拜日式是由一组瑜伽体式组成的序列体式。它源于一系列对初升的太阳进行膜拜的动作。对太阳的问候是感谢太阳带来的光明和温暖，带给大自然的活力，以及对我们生活带来的正向影响。拜日式是伸展、调理和巩固整个身体和脊柱的有效方式，它能让身体和脊椎变得更加伸展和灵活。这组练习能激活全身所有关节和肌肉以及按摩所有内脏器官，有助于提升柔韧、力量、平衡及专注力，通常作为瑜伽正式练习前的热身活动。

通过拜日式练习，练习者可以学习和体会呼吸和体式动作同步。当呼吸强壮有力，而且正确地和动作同步配合，这种呼吸的流动会贯穿整个拜日式练习，这样的练习，会让我们的生命力、力量、柔韧和专注得到加强。

目前拜日式的变体有很多种，我们将学习三种基本的形式：简易拜日式、拜日 A 式、拜日 B 式。每组序列可以连续重复完成 5 ～ 8 次。

1. 简易拜日式

做法：

（1）山式 / 祈祷式：双手合十，以山式或祈祷式站于瑜伽垫前端。平缓呼吸，全身放松。

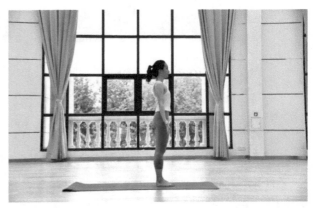

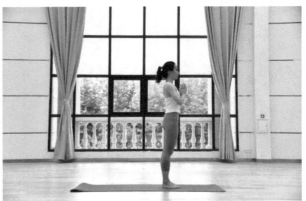

山式 / 祈祷式 ①

（2）手臂上举式：双脚打开与髋同宽，吸气，双手两侧高举过头顶，呼气，双肩下沉远离耳朵。吸气，脊柱向上延展拉长，盆骨摆正，呼气，胸腔向后侧后弯。保持两组呼吸，吸气，手臂带动身体回正。

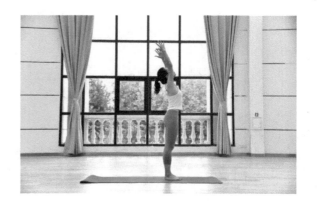

手臂上举式 ②

（3）站立前屈式：腹肌收紧，微屈膝，膝盖面对第二只脚趾头，呼气，向下折叠，手放肩膀正下方（可屈膝让大腿前侧靠近腹部，感受大腿后侧拉伸感）。

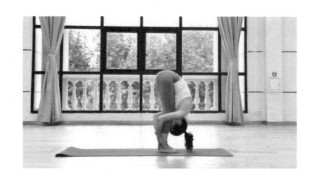

站立前屈式 ③

（4）站立半前屈式：吸气，抬头延展脊背，呼气，加深折叠向下。

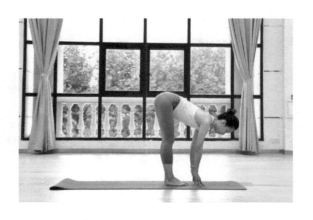

站立半前屈式 ④

（5）低位弓步式（右侧）：
吸气，双手平铺在地板上，屈膝，
重心移至左脚之上，腹肌收紧，撤
右脚向后一大步，脚背膝盖点地，
眼睛看向鼻尖。前腿大小腿成90°
夹角，后脚脚背用力推地，膝盖
微微抬离地板，使后腿大腿肌肉
收紧，后臀臀部向前推。胸腔打开，
双肩向后侧延展。前胯向后，后
胯向前，两条腿感觉向中线靠拢。

（6）平板式：吸气，双手平
铺于地板之上（中指面对正前方
或稍微外旋，虎口面对正前方），
勾后脚脚尖，腹肌收紧，撤前腿
向后，双脚打开与胯同宽，手臂
微屈，两肘窝相对，胸腔打开，
双肩向后展，腹肌内收，耻骨上提，
尾骨前推，臀部有力向下推与大
腿前侧向后推作对抗，脚后跟向
后寻找墙壁的方向（向后延展），
眼睛看向地板或鼻尖。

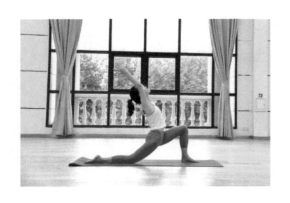

（5）　低位弓步式

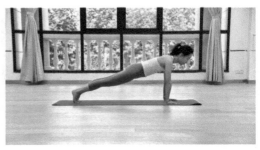

平板式　（6）

（7）八体投地式：呼气，重心微微前移，脚背膝盖点地，腹肌收紧，吸气，双肘紧贴身体两侧，呼气，屈肘推胸于两手之间，臀部不动，胸腔、下巴着地。保持三组呼吸。

（8）简易蛇式：吸气，俯卧于垫子之上，双手放于胸腔两侧，双肘夹肋骨两侧向中线靠拢，呼气，双肩向后展，肩胛骨里卷，吸气，腹肌收紧，微抬胸腔，眼睛看向肚脐方向，呼气，胸部上抬，打开胸腔，肩膀打开，向后延展，眼睛看向眉心或鼻尖。脚背推地，膝盖微抬地板，收紧大腿和臀部肌肉。

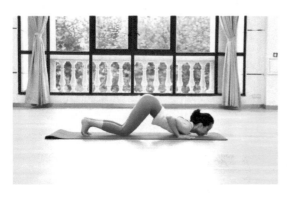

⑦　八体投地式

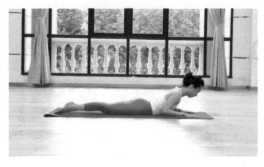

简易蛇式　⑧

（9）下犬式：吸气，推胸向上，手臂伸直，双脚勾脚尖，胸腔打开向上，呼气，推臀向后，臀部坐于脚后跟之上，双脚打开距离与髋部同宽。手臂向前延展，五指大大张开，稳扎于垫子之上。吸气，腹肌收紧，启动手和脚的四个根基点向下推地，胸腔以上不动，呼气，屈膝，臀肌带领身体向上，臀部向上寻找天花板，身体形成倒V字形，保持五组呼吸，眼睛看向脚尖、膝盖或者肚脐方向。

呼吸一，手和脚有力推地；呼吸二，微屈肘，启动手臂上的力量，保护肘关节；呼吸三，肩膀向后推，向前提，不能向下压；呼吸四，腹肌收紧；呼吸五，大腿前侧向后推，与大腿后侧向前做对抗、与臀部向前做对抗。

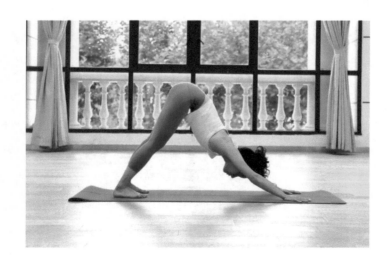

下犬式

⑨

（10）低位弓步式（左侧）：吸气，抬头，屈双膝，收紧腹肌，迈右脚至两手之间，一次迈不过去迈两次，前腿大小腿成90°夹角，膝盖不超过脚趾尖，后腿脚背有力推地，膝盖微抬离地板。前胯向后，后胯向前，两条腿去寻找剪刀腿的力向中线靠拢，会阴收紧，双肩向后收紧，胸腔打开，眼睛平视前方。

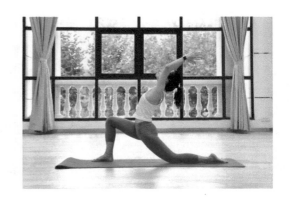

低位弓步式 ⑩

（11）站立半前屈式：吸气，勾后脚脚尖，腹肌收紧，收后脚向前，双脚打开与髋同宽。吸气，抬头延展脊背。

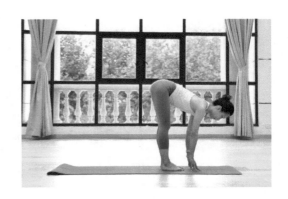

站前半前屈式 ⑪

（12）站立前屈式：呼气，向下折叠，手放肩膀正下方（可屈膝让大腿前侧靠近腹部，感受大腿后侧拉伸感）。

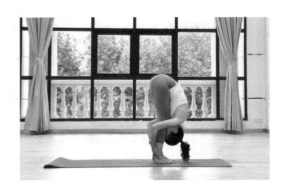

站立前屈式 ⑫

（13）手臂上举式：吸气，抬头，微屈膝，腹肌收紧，手臂带领身体回正。呼气，肩膀下沉远离耳朵，吸气，脊柱拉长向上延展，稳定盆骨，呼气，向后侧后弯，吸气，回正。

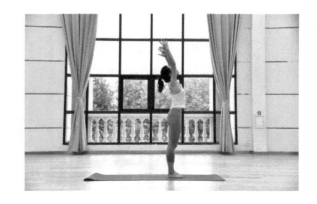

手臂上举式 （13）

（14）山式/祈祷式：双手合十于体前，调整一组呼气。

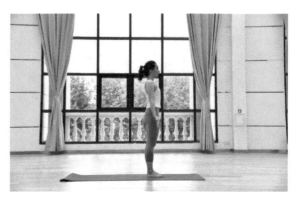

山式＼祈祷式 （14）

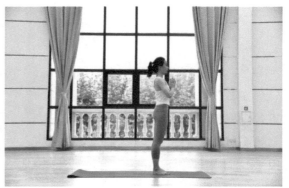

2. 拜日A式

做法：

（1）山式/祈祷式：双手合十，以祈祷式站于瑜伽垫前端。平缓呼吸，全身放松。

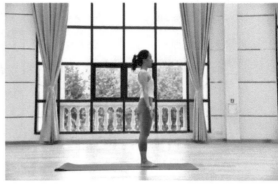

山式/祈祷式 ①

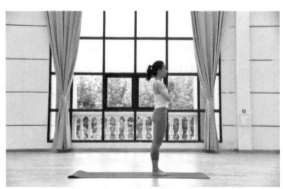

（2）手臂上举式：双脚打开与髋同宽，吸气，双手两侧高举过头顶，呼气，双肩下沉远离耳朵。吸气，脊柱向上延展拉长，盆骨摆正，呼气，胸腔向后侧后弯。保持两组呼吸，吸气，手臂带动身体回正。

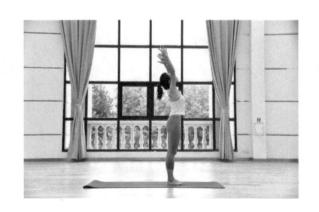

手臂上举式 ②

（3）站立前屈式：腹肌收紧，微屈膝，膝盖面对第二只脚趾头，呼气，向下折叠，手放肩膀正下方（可屈膝让大腿前侧靠近腹部，感受大腿后侧拉伸感）。

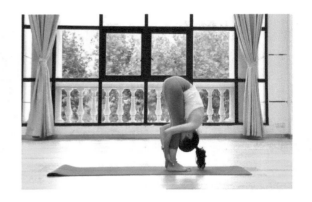

站立前屈式 ③

（4）站立半前屈式：吸气，抬头延展脊背，呼气，加深折叠向下。

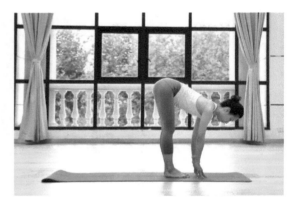

站立半前屈式 ④

（5）平板式：吸气，跳至或者双腿依次后撤至平板式，眼睛看向地板。

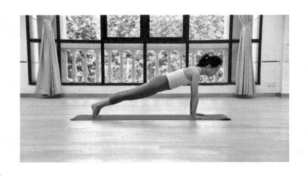

平板式 ⑤

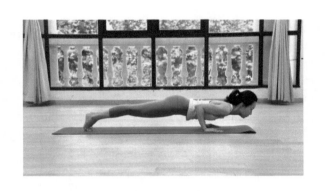

（6）四柱式：呼气，重心微微前移，弯曲手肘，启动核心力量，放低身体来到四柱式，躯干和腿部尽量保持一直线。

（6）四柱式

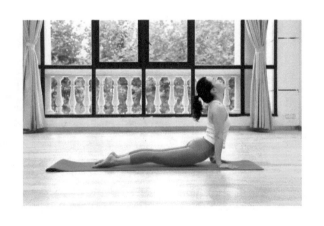

（7）上犬式：吸气，推胸向上，手臂伸直，腹肌收紧，双肘紧贴身体两侧，呼气，肩膀后展，胸腔打开，大腿前侧用力，膝盖、小腿离地。

（7）上犬式

（8）下犬式：双脚勾脚尖，呼气，推臀向后，臀部坐于脚后跟之上，双脚打开距离与髋部同宽。手臂向前延展，五指大大张开，稳扎于垫子之上。吸气，腹肌收紧，启动手和脚的四个根基点向下推地，胸腔以上不动，呼气，屈膝，臀肌带领身体向上，臀部向上寻找天花板，身体形成倒V字形，保持五组呼吸，眼睛看向脚尖、膝盖或者肚脐方向。

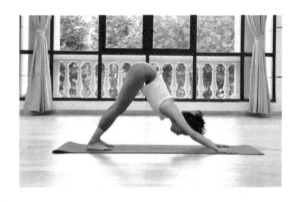

⑧ 下犬式

（9）站立半前屈式：吸气，双脚走向手方向，或屈膝跳到双手位置，双脚打开与髋同宽。吸气，抬头延展脊背。

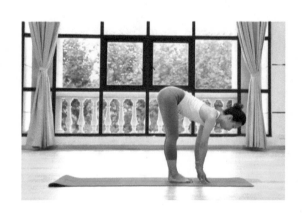

⑨ 站立半前屈式

（10）站立前屈式：呼气，向下折叠，手放肩膀正下方（可屈膝让大腿前侧靠近腹部，感受大腿后侧拉伸感）。

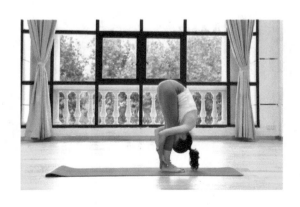

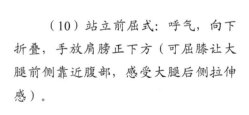

⑩ 站立前屈式

（11）手臂上举式：吸气，抬头，微屈膝，腹肌收紧，手臂带领身体回正。呼气，肩膀下沉远离耳朵，吸气，脊柱拉长向上延展，稳定盆骨，呼气，向后侧后弯，吸气，回正。

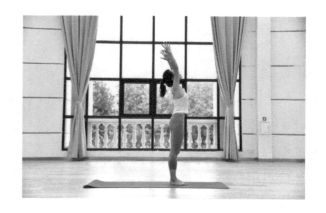

手臂上举式 (11)

（12）山式/祈祷式：双手合十于体前，调整一组呼气。

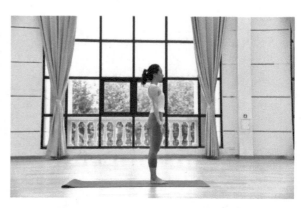

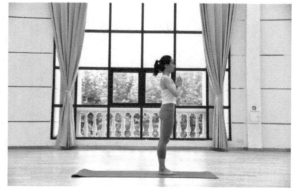

山式/祈祷式 (12)

3. 拜日B式

做法：

（1）山式/祈祷式：双手合十，以祈祷式站于瑜伽垫前端。平缓呼吸，全身放松。

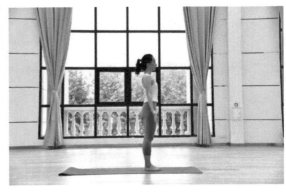

山式/祈祷式 ①

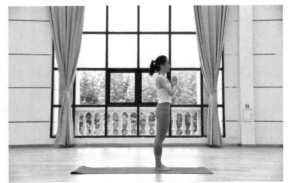

（2）坐椅式：吸气，伸展手臂，弯曲双膝，身体后坐，腰部后移。

坐椅式 ②

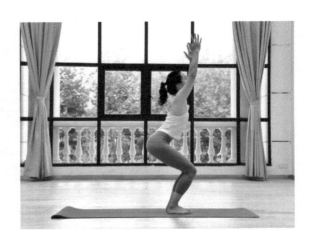

（3）站立前屈式：腹肌收紧，微屈膝，膝盖面对第二只脚趾头，呼气，向下折叠，手放肩膀正下方（可屈膝让大腿前侧靠近腹部，感受大腿后侧拉伸感）。

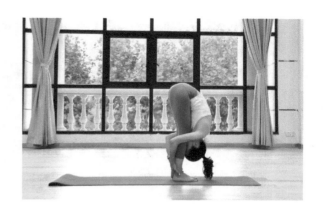

站立前屈式 ③

（4）站立半前屈式：吸气，抬头延展脊背，呼气，加深折叠向下。

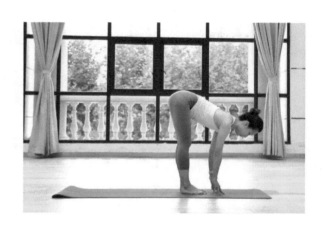

站立半前屈式 ④

（5）平板式：吸气，跳至或者双腿依次后撤至平板式，眼睛看向地板。

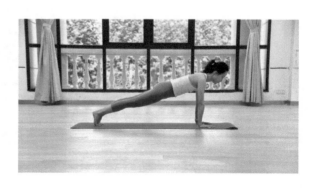

平板式 ⑤

（6）四柱式：呼气，重心微微前移，弯曲手肘，启动核心力量，放低身体来到四柱式，躯干和腿部尽量成一直线。

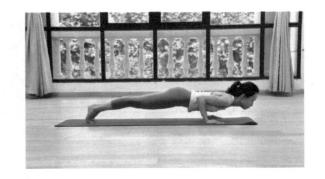

四柱式 ⑥

（7）上犬式：吸气，推胸向上，手臂伸直，腹肌收紧，双肘紧贴身体两侧，呼气，肩膀后展，胸腔打开，大腿前侧用力，膝盖、小腿离地。

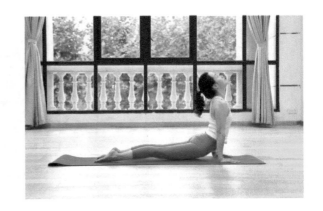

上犬式 ⑦

（8）下犬式：呼气，抬臀部向上，双手推地，脚趾滚动到下犬，眼睛看肚脐方向。

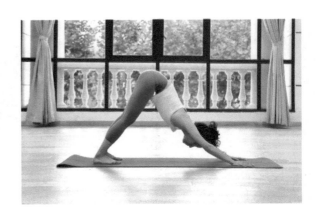

下犬式 ⑧

（9）单腿下犬（右侧）：
吸气，向上抬起右腿，来到下犬
式变体。

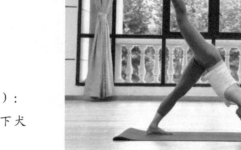

单腿下犬 ⑨

（10）战士一式（右侧）：
呼气，右脚向前一步踩到双手之
间，左脚后跟内旋。吸气，右膝
弯曲90°，髋摆正，双臂带动身
体向上，加大根基面积，身体比
较稳定。

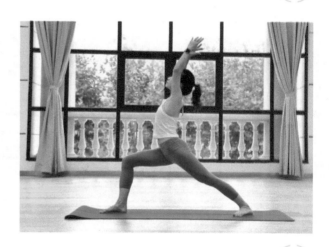

战士一式 ⑩

（11）四柱式：呼气，向
下靠近垫子，双手回到垫子，
弯曲手肘，启动核心力量，放
低身体来到四柱式。

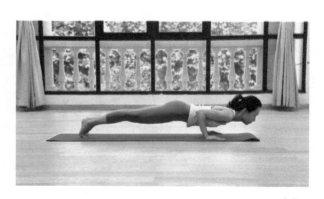

四柱式 ⑪

（12）上犬式：吸气，推胸向上，手臂伸直，腹肌收紧，双肘紧贴身体两侧，呼气，肩膀后展，胸腔打开，大腿前侧用力，膝盖、小腿离地。

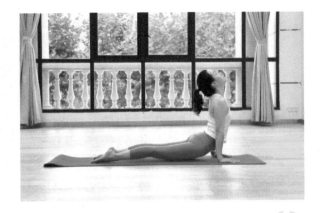

上犬式 ⑫

（13）下犬式：呼气，抬臀部向上，双手推地，脚趾滚动到下犬，眼睛看肚脐方向。

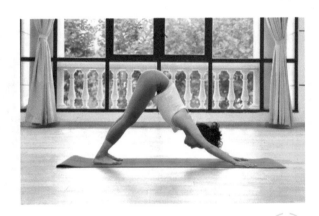

下犬式 ⑬

（14）单腿下犬（左侧）：吸气，向上抬起左腿，来到下犬式变体。

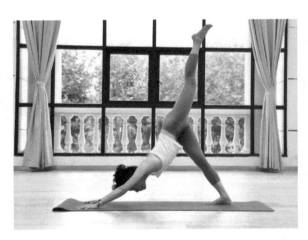

单腿下犬 ⑭

（15）战士一式（左侧）：呼气，左脚向前一步踩到双手之间，右脚后跟内旋。吸气，左膝弯曲90°，髋摆正，双臂带动身体向上。

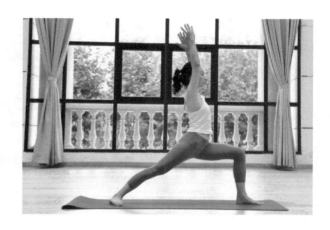

战士一式 **15**

（16）四柱式：呼气，向下靠近垫子，双手回到垫子，弯曲手肘，启动核心力量，放低身体来到四柱式。

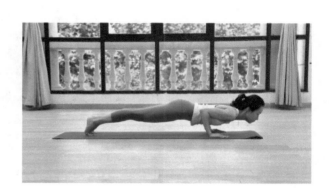

四柱式 **16**

（17）上犬式：吸气，推胸向上，手臂伸直，腹肌收紧，双肘紧贴身体两侧，呼气，肩膀后展，胸腔打开，大腿前侧用力，膝盖、小腿离地。

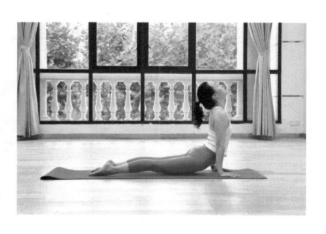

上犬式 **17**

（18）下犬式：呼气，抬臀部向上，双手推地，脚趾滚动到下犬，眼睛看肚脐方向。

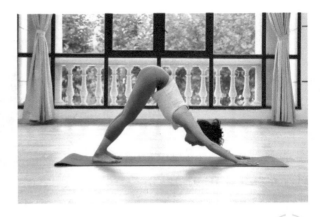

下犬式 (18)

（19）站立半前屈式：吸气，双脚走向手方向，或屈膝跳到双手位置，双脚打开与髋同宽。吸气，抬头延展脊背。

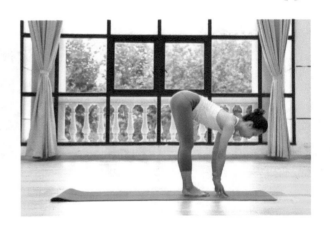

站立半前屈式 (19)

（20）站立前屈式：呼气，向下折叠，手放肩膀正下方（可屈膝让大腿前侧靠近腹部，感受大腿后侧拉伸感）。

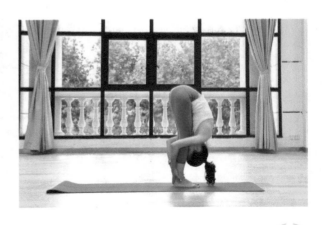

站立前屈式 (20)

（21）坐椅式：吸气，伸展手臂带起躯干，弯曲双膝，身体后坐，腰部后移。

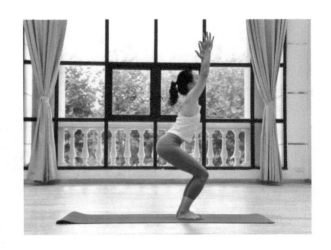

坐椅式 **21**

（22）山式／祈祷式：双手合十于体前，调整一组呼气。

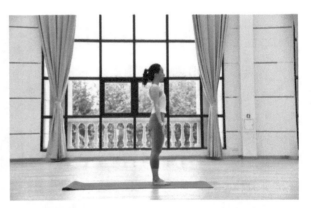

通过学习三组拜日式练习可以看出，拜日 A 和拜日 B 也可以看作简易拜日式的加强版。拜日 A 和拜日 B 中的跳跃，手臂支撑等对手臂力量、核心力量的要求很高，对体能、耐力也有更高要求。如果你是瑜伽初学者，那么从简易拜日式开始练习。在确保习练方式正确的前提下，在建立好核心力量和手臂力量，肩关节和髋关节得以更加灵活后，可以在老师指导下再开始拜日 A 和拜日 B 的练习。

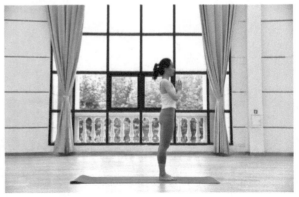

山式／祈祷式 **22**

（三）放松体式

1.婴儿式

做法：

跪坐在脚后跟上，头、颈、躯干成一直线，手臂放松放于体侧；呼气，上身从后臀部起慢慢向前弯，将胃部及胸部置于大腿上，额头放于地面，手臂置于身体两侧。保持放松深长的呼吸。

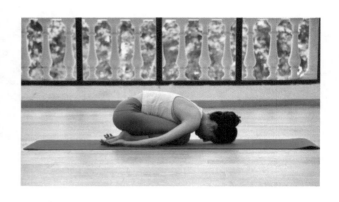

2.仰卧脊柱扭转式

做法：

仰卧位，吸气打开双臂自然放于地面，抬起左脚，屈左膝；呼气，向右侧转动躯干，直至左膝靠近右侧大腿外侧地面，右腿保持自然伸直；转动头部看向左手方向；保持自然呼吸，停留4～8个呼吸后，换另一边。

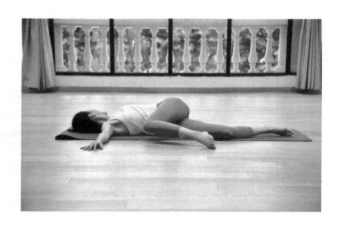

3.仰卧束角式

做法：

仰卧位，双脚底并拢，屈膝；双膝远离臀部，让重力将双膝向下拉；随着吸气而缓缓向后靠；将下背部靠着垫子，上背部贴在地板上；如果需要的话，利用其他垫子支撑头部；将手臂放于地板，保持姿势，深呼吸5～10分钟。

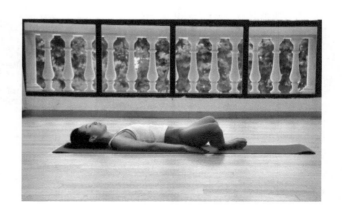

4. 抱膝式

平躺下，将双膝拥抱在胸前将左腿放到垫子上，然后继续抱住右膝盖保持 6 ~ 10 个呼吸后换边，放松右腿并抱住左膝盖完成后，将两个膝盖放回胸前，回到起始位置。

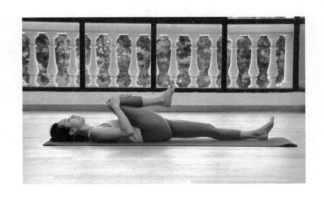

5. 大休息

做法：

仰卧，双脚自然分开到舒适程度，双手自然放于身体两侧；脊柱贴于地面，舒展全身；安静地关注身体放松和呼吸的节奏；可做完全式呼吸，体式停留 2 ~ 10 分钟。

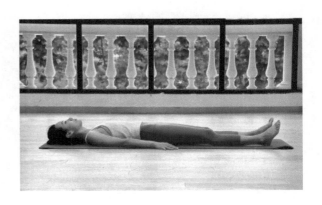

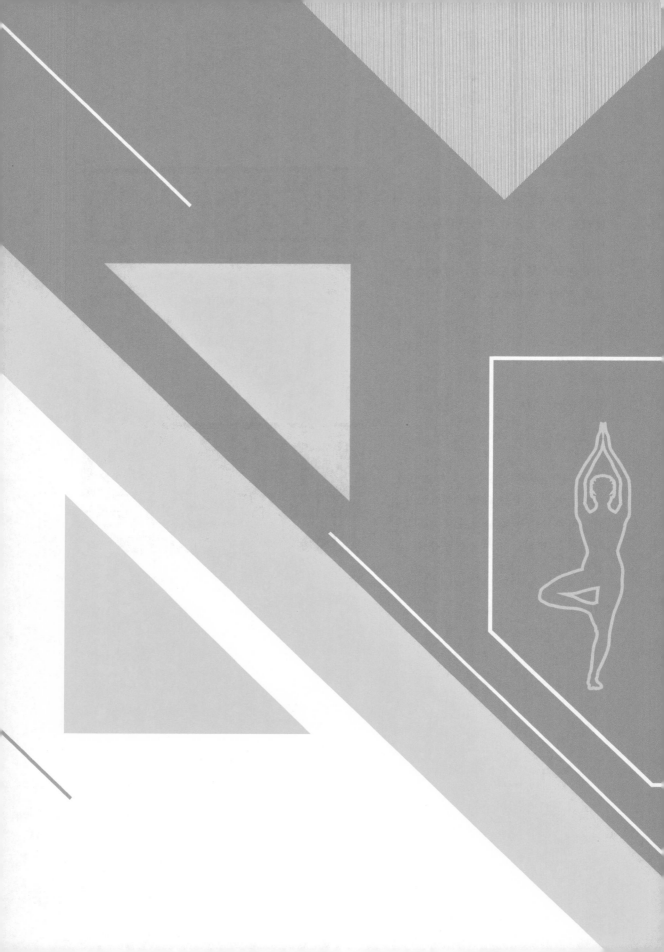

06

第六章
塑身瑜伽体式

瑜伽将现代的运动科学应用到了传统瑜伽的身心练习中。瑜伽的塑身功能是其对身体层面最显著的益处之一。经常练习瑜伽体式，可以强化身体多个肌群力量。在短时间内，拉伸类体式可以改变肌肉、韧带和肌腱的含水量，让肌肉以及肌腱更加灵活。随着时间的推移，有规律的练习和拉伸能刺激干细胞，然后它们会分化成新的肌肉组织和其他能产生弹力的胶原蛋白细胞，雕刻肌肉线条。瑜伽体式练习也可以减少身体收缩肌肉的自然反射，从而提高对内在力量和稳定性的加强，辅助提高其他活动的运动表现。本章节中我们将有针对性地对全身各部位肌肉关节进行相关体式介绍，包括肩颈、胸背、上肢、腰腹、下背部、臀腿和双足。这些体式能让每块主要肌肉在不同级别都能够得到有针对性的锻炼。

第一节

肩颈

在生活中对身体带来的压力大多集中在颈部、肩关节，还有上背部。久坐的身体姿态和力量训练会加剧颈部和肩关节肌肉的紧张和僵硬，从而限制活动范围，甚至引起紧张性头痛。本节介绍的拉伸体式会让肩颈部肌肉变得更有弹性、更灵活。

一、坐姿手臂上举

锻炼肌群：肩胛下肌、三角肌等

拉伸部位：手臂肌群、髋内收肌群、臀肌、腰背部等

做法

· 屈双膝，双腿交叉放置（腿交叉的程度可根据自己的情况去调整，以舒适为宜）。

· 展开腹股沟，带动上身直立，后腰背挺直，让后脑勺、后背和臀在一条线上。双肩放松下沉。

· 吸气，手臂向两侧打开与地面平行。呼气，从肱骨顶端（手臂插入肩膀的位置）开始外旋，将肩胛骨下角拉向脊柱，拓宽锁骨，展开胸腔。

· 再次吸气时，手臂上举贴耳；呼气时，将臀部、坐骨和膝盖向下压地面。

· 吸气，再次拉长两侧侧腰向头顶方向伸展。

· 呼气，手臂保持强壮，将其贴向耳朵，进而靠近身体中线。

· 整个过程中确保前方下侧肋骨没有过度外突。眼睛看向正前方，下巴保持水平，喉咙保持柔软且打开。保持体式8次呼吸，随着呼气，手臂落下。

体式益处：刺激手臂血液循环，柔软灵活肩关节，放松肩关节，伸展强健脊柱，纤细手臂线条，收紧背部肌肉。

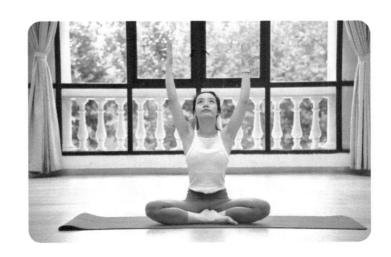

二、反祈祷式

锻炼肌群：肩胛下肌、斜方肌、背阔肌等。

拉伸部位：三角肌、手臂肌群、胸肌等。

做法

· 保持简单坐姿，展开腹股沟，带动上身直立，后腰背挺直，让后脑勺，后背和臀在一条线上。双肩放松下沉。

· 吸气，将双臂向后放在背后，双手手指指向下方。然后将手腕旋转指尖向内指向脊椎，并尝试合并手掌，双手合十，指尖向上。保持体式8次自然的呼吸。

· 呼气，放下手臂，双手放于膝盖。

· 变体：若双手无法在背后合十，可以将大臂靠近躯干，小臂贴于后背，掌心朝外。

体式益处：加强手臂，肩膀，手，手腕和腿部的肌肉；预防、改善圆肩驼背等体态问题，强化背部肌肉的感知，建立意识。

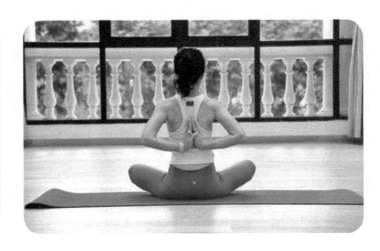

三、简单坐姿半面式

----- 做法

· 保持简单坐姿，骨盆应保持中立状态，脊柱向上竖直延展。

· 吸气，伸出右手向上伸展，掌心朝上，然后抬起手臂向内旋转，此组动作可以带动右肩向上微微延展。

· 呼气，右侧手臂靠近头部，屈肘，将手掌放于上后背。

· 吸气，抬起左臂，内旋曲手肘靠近肩胛骨。

· 呼气，屈左肘，将左手前臂贴于后背，手背贴于后背。

· 吸气，此时双手位于肩胛骨之间，试着将双手掌扣在一起。

· 体式保持 5 ~ 8 个呼吸，然后换另一侧练习。

· 变体：初学者在两手不易互相抓握的时候，可以利用毛巾或者伸展带进行辅助练习。

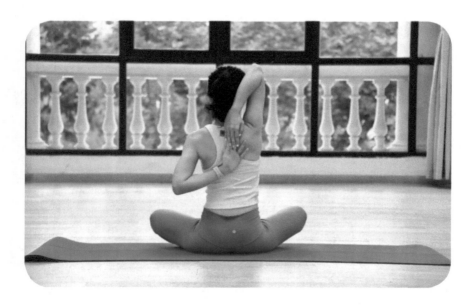

体式益处：帮助延展脊柱，提高肩部灵活性，强化肩背部肌群力量，促进手臂血液循环，改善肩颈部僵硬。

四、小狗式

锻炼肌群：斜方肌、前锯肌、大圆肌等。

拉伸部位：肱三头肌、肩胛下肌、背阔肌等。

做法

·从四足跪姿进入，跪立在垫面上，双脚打开与髋同宽，双手在肩部的正下方，双手臂双大腿垂直垫面，脚背贴地（膝盖不太好的人，前脚掌蹬地，大腿肌肉收紧）。

·吸气，脚跟的位置保持不变，双手慢慢向前伸展。脸朝向垫子，延展脊柱。

·呼气，放松肩膀远离耳朵，身体前屈向下。整个练习过程中，手臂伸展，保持脊柱的延展，胸腔打开。保持 5 ~ 8 个呼吸。

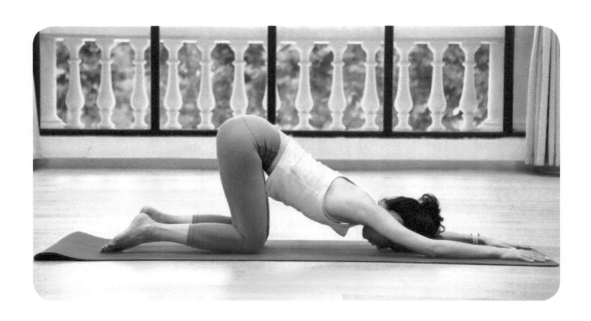

体式益处：延展脊柱，打开肩部，拉伸胸小肌，调整圆肩驼背，缓解腰背部疼痛。

五、穿针引线式

锻炼肌群：三角肌、冈上肌、冈下肌等。

拉伸部位：手臂肌群、肩胛下肌、背阔肌等。

---- 做法

·四足式开始，双脚跪在地面，双手撑地，手和肩膀保持相同的宽度，手臂和肩膀呈垂直状态。

·吸气，将一只手慢慢地举起，手指指向上方，另一只手同样保持落地支撑的状态。

·呼气，将指向上方的手慢慢地收回，并穿过另一只手和地面间的空隙，接着将手臂和同侧肩膀放于垫上。

·吸气，把支撑在地面上的那只手往头部的方向伸展，头部靠近地面，腰部伸直，保持体式5个呼吸。

·呼气，收回在头部上方伸展的手臂，并撑起躯干，收回在垫上的手臂，还原到四足式。再重复另一侧动作。

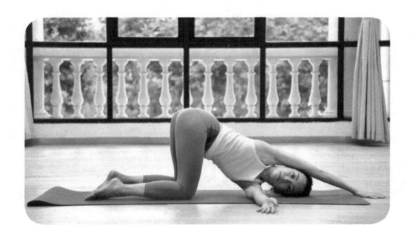

体式益处：灵活脊柱、舒展肩胛骨、缓解肩颈和背部僵硬，有效促进肩颈部血液循环。

六、兔子式

锻炼肌群：颈长肌、头长肌等。

拉伸部位：颈伸肌、上背部、头后直肌等。

做法

· 以婴儿式为初始体式，双臂放于躯干两侧地面。

· 吸气，收下巴，将臀部离开地板，让身体的重心往前移动。

· 呼气，手去抓脚跟，头顶慢慢地触及到地板上。

· 吸气，大腿离开小腿，臀部将身体向前推高，拱背，延长脊柱。

· 呼气，身体重心放于头颈处，头部尽可能靠近膝盖，保持体式停留2 ~ 4个呼吸。

· 再次呼气，臀部慢慢收回靠近脚后跟，重心慢慢从头顶慢慢向额头前侧转移，让身体还原到婴儿式放松身体。

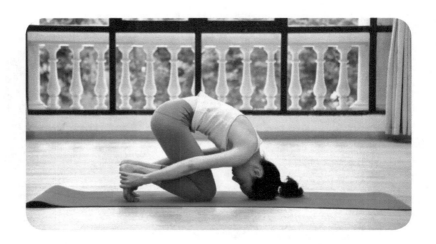

体式益处：可以伸展脊柱，有助于保持脊柱的活动性、柔韧性和弹性，对改善体态很有帮助；有助于预防和治疗头颈背疼痛；有助于将血液带入大脑，按摩甲状腺、淋巴结；可以改善鼻窦充血、感冒、扁桃体炎。

七、犁式

锻炼肌群：颈长肌、腹部肌肉、大圆肌等。

拉伸部位：臀肌、腰部、背阔肌等。

做法

· 仰卧位开始，双腿伸直并拢，双手自然贴放身体两侧，掌心贴地。

· 吸气，向上抬起双腿，双手按压地面，使背部抬离地面。

· 呼气，然后双腿缓缓向头顶方向伸展，双脚脚趾触地，双腿伸展；此时坐骨在身体最高点。

· 保持臀部继续向上推，脊柱延展，背部立直；手臂伸展放于躯干两侧地面。体式保持4～8个呼吸。

· 还原时，双脚脚趾一点点地向靠近头部的地方移动，腰腹发力，身体沿着脊柱上沿一节节有控制地打开，并落回垫子上。

· 变体：双手可辅助撑住后背，或脚趾无法触地，可以在头部处放一把椅子，把脚放于椅子上。

· 该体式会使脊柱产生非常强烈的紧张感，特别在颈椎区域，所以需要保持肩胛骨以及颈椎和胸椎的完整，而不要追求脚踩地面。

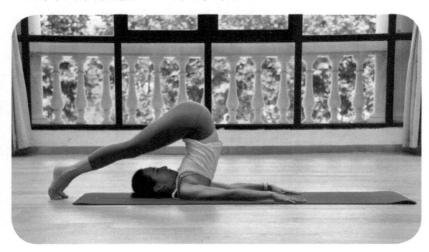

体式益处：缓解肩肘僵硬，腰痛，背部关节以及由风寒引起的胃部疼痛；弯曲脊椎，促进血液循环，缓解头痛；按摩腹部器官，改善消化系统。

八、仰卧脊柱扭转式

锻炼肌群： 胸锁乳突肌、斜角肌等。
拉伸部位： 胸大肌、腹外斜肌、臀大肌等。

做法

· 仰卧位，双脚伸直并拢，双臂打开成一条直线，脊柱延展，躯干中轴线与骨盆中心。

· 吸气，抬右腿，屈膝，使小腿与地面平行。

· 呼气，以脊柱为轴线，随着呼气，同时将右腿带动身体向左侧扭转，头部和颈部向右侧扭转。

· 吸气，头向右转，眼睛看向右手指尖，右侧肩膀下沉贴向地面；右腿下压，右膝内侧落地；体式保持 8 个呼吸；还原返回初始位置，完成另一侧动作。

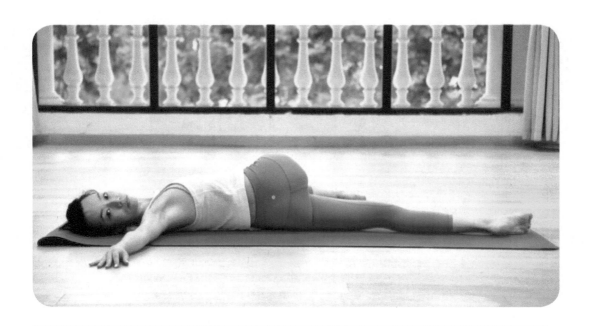

体式益处： 加强身体核心的力量，强化腿部以及手臂的力量；提高肩带、骨盆带和躯干的稳定性，强化腹肌，加强肌耐力和肌控力。

第二节

胸背

上背部和胸部是保护心脏、肺部等重要器官的主要肌肉群，同时它们又是一组对抗肌。在瑜伽练习中胸背力量都是有交互的，锻炼背部时胸部的力量会有基础的补充。同理，训练胸部时，背部力量的力量也有补充，它们的力量是互补的。这些体式可以让两个肌群在力量训练动作中发力更协调，有助于力量的整体提升，而且这种联合训练也可让两个肌群更加协调。

一、站立前屈式

锻炼肌群：上背肌群、髋屈肌等。

拉伸部位：臀肌、腘绳肌腱、腰背部等。

做法

·两腿打开与髋部同宽，山式站姿开始，身体挺直，膝盖上提，腿部肌肉绷紧，两手放在身体两侧。

·吸气，两腿微微分开，调整脚掌，让整个脚掌都着地，两手扶住髋部，缓和呼吸。

·呼气，以髋位为中点，髋关节内收，启动身体前屈，大腿内旋，背部保持挺直，脊柱延展，腰部延展，腹部内收。

·继续前屈身体，直到身体低于髋位，两手离开髋位，扶住脚掌。

·保持稳定呼吸，头部朝小腿前靠近，双手可以放于脚后跟处；体式停留2～4个呼吸。

·吸气，保持脊柱延展，启动腰腹，躯干慢慢向上向远处抬起伸展，还原到站立山式。

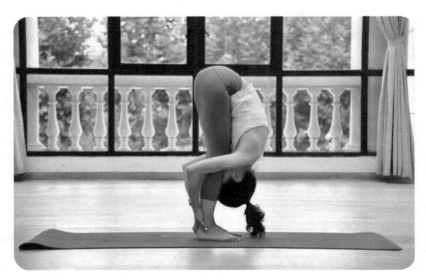

· 如果感觉腿部后侧紧张，可以屈膝放松膝盖，让脊柱放松延长。让髋部减少后侧肌肉的拉扯，向前屈髋就变得容易。

· 如果双手无法碰到脚背，可让手臂自然下垂，或相互抱肘；或者双手在脚两侧撑地，双手压实地面，启动手臂的力量，力量向下推，同时有一点往前推。这时候，手臂三角肌前束肌肉启动。这块肌肉连接了手臂和肩膀，当这块肌肉启动，肩膀和手臂就稳定了。前锯肌也同时得到锻炼。

体式益处：拉伸上背部，延展脊柱，灵活脊柱，使脊椎神经恢复活力；打开肩部，灵活肩部。

二、三角转动式

> **锻炼肌群：** 上背肌群、肩部、腰背部，胸肌等。
> **拉伸部位：** 股四头肌、髋内收肌群、腹斜肌等。

——做法

· 双脚开立，两脚间 3～4 脚掌距离，左脚掌内旋30°～40°，右脚外旋90°。

· 吸气，朝右脚转动躯干，双手扶髋将骨盆摆正。

· 呼气以髋关节为折点上身向前向下弯曲，双手落于右脚两侧，在此要注意摆正骨盆，不要出现高低臀。

· 吸气，抬头延展脊柱，呼气左手下压右脚内侧垫子（初学者可手扶瑜伽砖，能力强可放右脚外侧），右手扶右髋，上身向右上方扭转，扭转过程中注意骨盆保持不动，不要翻髋。

· 左髋有意识地上提，同时右肩向后打开，找到两股力量相互对抗的感觉；吸气，右手臂向上伸展，扭转头部，眼睛看向右手；保持双侧腰等长，延展脊柱，体式保持2—4个呼吸。

· 吸气准备，呼气转头看地面，右手臂落下，吸气收腹，双臂带动上身缓慢立直，呼气手臂还原体侧，将左脚收回。重复另一侧动作。

· 可以借助瑜伽砖进行辅助练习：减少两脚间距离，用瑜伽砖放在前面脚掌内侧，手放于瑜伽砖上，或将手放于前脚脚踝、小腿上。

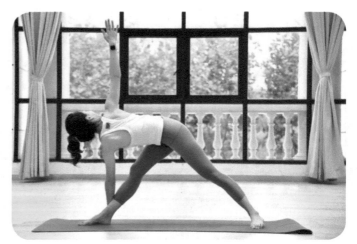

> **体式益处：** 有助于增强脊柱下部的血液循环，使脊椎骨和背部肌肉得到很好的锻炼，使得胸腔得到完全拉伸束展；增强腹部脏器功能。

三、猫牛式

锻炼肌群：上背部肌肉群、胸部、腰腹肌肉等。
拉伸部位：腰腹部肌肉群。

做法

· 四足式开始，双膝打开至与髋部同宽，手和肩膀保持相同的宽度，手臂和肩膀成垂直状态。

· 吸气，慢慢将骨盆推高，脊柱一节一节向下伸展，形成一条弧线，注意不要过分塌腰；胸腔去寻找地面，下巴微上扬，肩部下沉后展，微屈手肘，保持颈椎与脊椎的弧度。

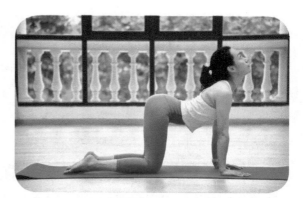

· 呼气，卷尾骨收紧腹部，同时慢慢将背部推高拱起，低头收下巴，眼睛看向肚脐方向，感觉背部有明显拉伸感。

· 随着呼吸重复动作 4 ~ 8 次，让呼吸引领动作，流畅自然，不要屏气，重复几组呼吸，做完猫伸展式练习之后可以伏地休息或利用婴儿式进行放松。

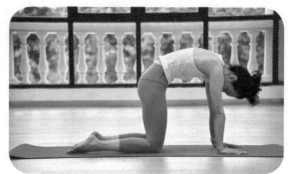

· 体式完成中要尽量缓慢，随着呼吸节奏来进行，不要太快，也不要用力过猛，呼气向上拱起时，臀部要向内收，吸气向下沉时臀部则要向上翘起。动态变化中保持重心始终在双手和双脚中间，尽量避免前后移动重心。

体式益处：充分伸展胸背部肌群，改善血液循环，消除酸痛和疲劳；脊柱骨得到适当伸展，增强灵活性；柔化脊椎，补养和增强脊椎神经系统，使腰、背部柔软灵活。

四、人面狮身式

锻炼肌群： 上背肌群、胸肌等。

拉伸部位： 脊柱伸肌、前锯肌、回旋肌等。

---- 做法

·俯卧，下巴点地，双腿伸直并拢，屈肘，两小臂向前平行伸直，掌心向下贴放在头部两侧的地上。

·吸气，慢慢把头和胸膛抬离地面，耻骨向下用力抵住地面；两前臂平放在地面上以支撑身体，双眼看向斜上方。肩膀下沉后展，打开胸腔。让头颈和脊柱保持伸展。保持2～4个呼吸。

·呼气，身体慢慢还原至初始姿势。

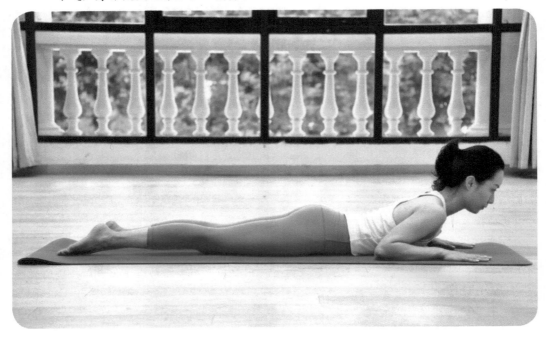

体式益处： 锻炼手臂关节、颈部肌肉，塑造优雅美颈；刺激腹部、盆腔器官；拉伸背部肌肉群，消除背痛，治疗脊椎疾病，改善脊椎轻微移位。

五、眼镜蛇式

锻炼肌群：上背肌群、胸肌、股肌群等。

拉伸部位：脊柱伸肌、前锯肌、回旋肌、肱三头肌等。

做法

·俯卧在地面上，下巴贴地。伸直双腿，双脚靠拢，膝盖绷直，脚趾指向后方。手肘弯曲，手掌放在胸部两侧，紧贴地面。

·吸气，双手用力按压地面，抬起头部和躯干。向上打开胸腔，三角肌向后，双肩向后展开，肩胛骨内收。

·手肘内夹可以帮助胸腔更好地打开，辅助脊柱的延展和后弯；骨盆微微向后转动，尾骨顺向地面。

·脊柱向上延伸，每次呼吸都要将脊柱进一步伸展，并保持2～4个呼吸，然后屈肘，慢慢将上身放回地面。

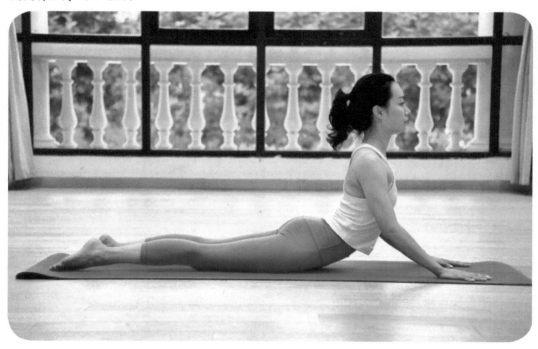

体式益处：胸部得到完全扩展，脊柱得以充分的锻炼。对于脊柱受过损伤者尤有改善功效。

六、弓式

锻炼肌群：三角肌、大圆肌、胸大肌等。

拉伸部位：髋屈肌、腰背部、腘绳肌等。

做法

· 俯卧姿势于地垫上，面部朝下，下巴贴地，两手臂自然放松放置于身体两侧。双腿并拢，腰腹部、臀部，两脚脚背压实地垫。

· 呼气，屈曲双腿膝盖，两小腿斜向头部方向延展，同时双手手臂向身体后方伸展，双手分别抓握双脚的脚踝处，手臂保持平直状态，维持均匀的呼吸节奏。

· 深呼气，两腿膝盖之间可微微分开，手臂发力拉动双腿逐渐离开地面，同时带动胸部离开地垫，手臂发力尽量拉起抬高双腿位置，尽量让胸部和骨盆远离地垫至身体最大限度，腰腹部肌群保持紧绷发力状态，来支撑身体的整个重心，头部微抬，双眼目视前方。

· 保持体式 2 ~ 4 个呼吸，注意此时的呼吸节奏绵延深长，不可为完成抬高身体的动作而憋气。

· 呼气后，双手松开脚踝，腿部保持平直延展，慢慢地将头部、胸部、腿部、两臂轻轻放置于地垫上，身边保持放松即可。

· 胸椎完全打开，然后感受脊椎的一点点打开继而延展到腰腹部肌群，骨盆向后转动，再延展至腰椎部位，以减轻腰椎的压力。

· 如果无法抓住双脚，可以尝试使用伸展带扣住脚踝处，双手抓握带子另一端，来辅助完成体式。

体式益处： 充分延展脊柱；强化肩背部、腿部、臀部肌群，美化肩部、手臂、腿部肌肉线条，在完全打开胸腔的过程中，扩展胸部，锻炼胸部肌肉，弓式体式可以按摩腹内脏器器官，改善脾胃功能。

七、海豚式

锻炼肌群：肱三头肌、小圆肌、斜方肌、菱形肌等。

拉伸部位：竖脊肌、腰方肌等。

做法

· 四足跪姿开始。膝盖在臀部下方，前臂放在地板上，肩膀在手腕上方。用力将您的手掌压在一起，并将前臂压入地板。

· 吸气，并将膝盖抬离地面。保持膝盖略微弯曲，脚跟抬离地面。将尾骨从骨盆后部拉开，然后将其轻轻朝着耻骨按压。抵抗这种阻力，将坐骨抬向天花板，然后从内踝将内腿向上拉到腹股沟。

· 呼气，继续将前臂主动按入地板。肩膀外旋，肩胛骨打开，使其远离脊椎，并将其拉向尾骨。头在上臂之间。

· 伸展膝盖，脚后跟落地，拉长腿部。如果上背部弯曲，最好保持膝盖弯曲。继续延长尾骨，使其远离骨盆，并将胸骨抬离地面。体式保持 2 ~ 4 个呼吸。

· 呼气，将膝盖放到地板上。在婴儿式中休息。

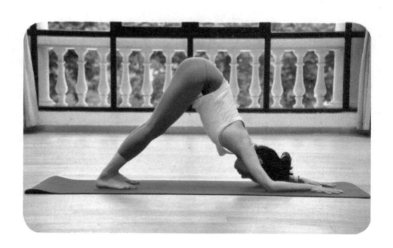

体式益处：加强上背部和胸部的肌肉，增强手臂力量，打开肩膀，缓解肩颈问题。强化上半身，有效缓解腰背部不适等。

八、婴儿式

锻炼肌群：背部肌群、手臂肌群等。

拉伸部位：伸脊肌、梨状肌、腘旁肌、臀部肌肉等。

做法

· 四足式开始，双膝打开至与髋部同宽，手和肩膀保持相同的宽度，手臂和肩膀呈垂直状态。

· 呼气，臀部向后坐向脚跟。身体向下，贴向大腿内侧，手臂向前伸直，额头点地，缓慢闭合双眼，保持深长的呼吸，坐骨主动贴向脚跟。

· 吸气时，指尖向前滑动，呼气时，胸腔和肩膀放松向下沉。感受身体的放松。

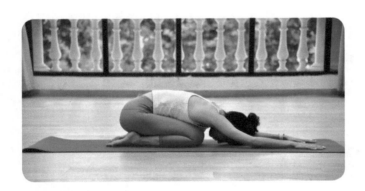

体式益处：伸展整个后背部和手臂，有助于脊柱伸展，缓解背痛和颈部疼痛，放松神经，缓解压力。

第三节

上肢

手臂上许多大大小小的肌肉帮助我们完成弯曲手指、摆手、勾手腕、伸直手肘、抬起手臂等动作执行。在日常生活中，手臂最重要的三块肌肉是肱二头肌、肱三头肌和三角肌。不同于抗阻训练的向心收缩，瑜伽体式与体式之间中运用更多的是离心收缩和向心收缩的结合。在保持体式时，主要通过等长收缩来强化肌肉，建立肌肉的耐力。本节中我们将学习针对手臂力量和柔韧相结合的体式，这些体式可以强化手臂力量、拉伸肌肉、舒展关节，帮助手臂肌肉精雕细刻，紧致有型。

一、双角式

> **锻炼肌群**：背部肌群、手臂肌群等。
>
> **拉伸部位**：腘绳肌、臀部肌群、胫骨后肌等。

做法

· 以山式的站姿为起始姿势，分开双腿约两个肩宽，脚尖向前。

· 吸气，双手背后交叉握紧，微微扩张肩部，打开胸部。

· 呼气，躯干向前，折叠髋部，胸腔向下推，手臂逐步离开背部向头部移动，头颈放松，背部延展拉长。

· 手臂伸直，大腿微微内旋，重心可以适当地往前脚掌移动；保持 2 ~ 4 个呼吸。

· 肩膀保持向后收紧，吸气，背部发力抬起上半身，呼气，双手放松。

· 变体：如果无法做到手臂动作，可以将双手放于头部两侧，支撑在垫子上。

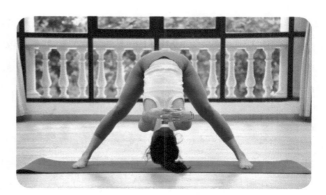

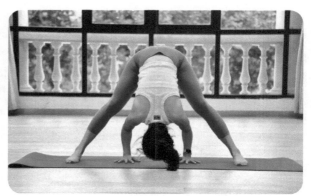

> **体式益处**：拉伸双臂和双肩，使全身躯干及头部血液的流动更通畅；锻炼腹部肌肉，有助于减轻体重、按摩腹部器官、增强消化功能；使肩关节灵活、柔软，减轻背痛，有效地改善"耸肩"，缓解各种肩周疾病的症状；强健、伸展大腿内侧及脊柱的肌肉。

二、下犬式

锻炼肌群：肩部、背部肌群、手臂肌群、腿部肌群等。
拉伸部位：臀肌、腘绳肌腱、小腿肌等。

做法

· 四足式开始，吸气，身体向上伸直，双膝离地，腿部向上推高。

· 呼气，膝盖微屈，向上抬高，脚后跟离地。推高尾骨远离后背，耻骨轻轻向下压。

· 加深呼气，大腿后侧向后推高，脚后跟踩向地面，伸直膝盖，但不要过分超伸锁死膝盖；五指分开双手推地，延展脊背，向天花板方向顶胯，同时两手臂平直延展于地板上，双腿绷直脚掌踩实地垫。

· 大臂外旋，感受手腕和手臂内侧于肩膀形成的抗力，肩膀与背部形成的力量。上提坐骨，脚跟后踩，大腿股向后推，拉长脊柱，头部位于上臂之间；体式保持 4～8 个呼吸。

· 弯曲双膝，压低臀部后背，膝盖回到落地，还原四足式。

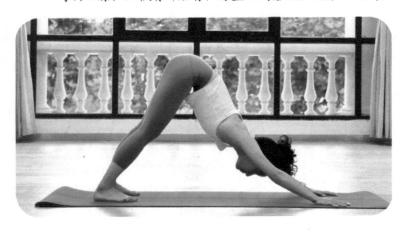

体式益处：锻炼到手臂和腿部的韧带；增强手臂、躯干、腰背的肌肉力量，强化背部力量，矫正驼背等不良体态；帮助身体打开胸腔，延展脊柱，打开双肩，美化肩部背部肌群线条，伸展胸腔和手臂腋窝，排出身体毒素，美化手臂线条。

三、上犬式

锻炼肌群：下斜方肌、手臂肌群、胸肌等。

拉伸部位：臀部肌群、大收肌、股外侧肌等。

------ 做法

· 俯卧，双腿向后伸展脚趾指向后方。弯曲肘关节，把张开手掌的双手放在腰侧的地板上，手指指向前方。前臂与地板地面垂直。

· 吸气，双手平稳地用力推地，仿佛将身体沿着地面往前抬起。

· 再吸气，完全伸展手臂，同时抬起上身并收紧双腿的肌肉，使两腿伸直并将两膝离地。大腿略向内侧收，肘部臂弯面转向前方。

· 呼气，挤压尾骨向前，使耻骨向肚脐靠近。夹紧臀部，腿部绷直，膝盖绷紧，双腿离地，身体的重量应该只放在脚趾和手掌上。

· 稳固两肩，肩胛骨内收。将胸骨向上挺，但要避免肋骨过前，否则会使骶骨僵硬。直视前方或者略微将头顶向后，体式保持 2 ~ 4 个体式。

· 呼气，双腿落地，屈肘，身体返回到垫子。

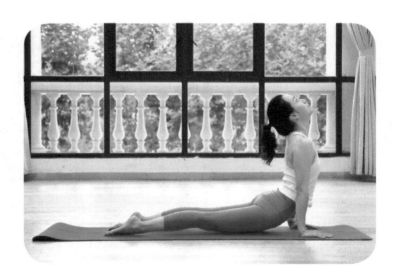

体式益处：加强腿部、肩部、手部和腕部的力量；
扩张胸部，增大肺活量；舒展肩部与背部；拉伸脊柱，
打开腹腔；促进消化系统和淋巴系统的功能，改善体
形，矫正驼背、高低肩等不良体态。

四、侧平板式

锻炼肌群：背部肌群、手臂肌群、腰腹等。

拉伸部位：腹外斜肌、三角肌、臀肌等。

----- 做法

· 平板式开始，双手在肩膀的正下方。

· 吸气，将体重移到右手，身体转到右小脚趾一侧。左脚和左腿叠放在右脚和右腿上。沿脚跟和头顶向两头强烈地伸展，身体成一条线，如斜板式一样。

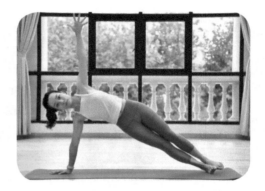

· 呼气，胸骨提向下巴，尾骨稍稍向脚跟伸展。左臂向天花板伸直，转头看着左大拇指。体式保持 2 ~ 4 个呼吸。

· 回到斜板式，在另一侧重复（如果肩关节吊在手臂上，或髋部向下掉，需要在练习完全体式前，先建立一些力量）。

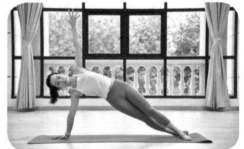

· 变体：右侧平板式时，右手在地板上，左脚放在右大腿前，帮助支撑体重。或者将右膝落地，单腿辅助支撑身体重量，找到手臂和侧腰腹发力的感觉。

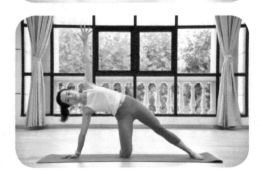

体式益处：强健手臂、肩部、侧腰腹的力量，让手臂线条更紧致。燃烧大腿内外侧脂肪，激活臀部力量。缓解精神压力，强化免疫系统。

五、反向四足式

锻炼肌群：三角肌、手臂肌群、脊椎伸肌等。

拉伸部位：股四头肌、腘绳肌、臀部肌群等。

做法

· 手杖式开始，屈膝，脚底踩地，双脚微分开至髋部宽度。手臂放于臀部两侧，手指指向前方。

· 重心移动到双臂间，吸气，抬高臀部，脚趾和膝盖指向正前方，眼睛平视前方，抬臀时，头部慢慢后展。

· 脚掌发力撑地，脚踝在膝盖正下方，大腿和臀大肌发力抬高臀部；手臂肩膀撑于地面，手腕在肩部正下方，向上抬高胸骨，延长脊柱。体式保持 2 ~ 4 个呼吸；脊柱伸展，肩关节伸展并内收，肘关节伸直，髋关节伸展并内收，膝关节屈曲。

· 呼气，慢慢将臀部下放至地面。

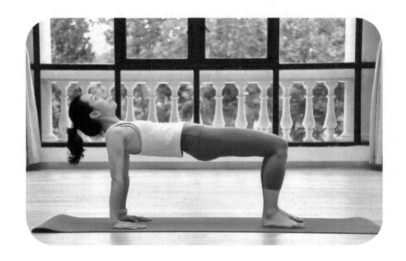

体式益处：调动全身肌肉，收紧大腿和臀部的肌肉，强化背部和手臂力量，延伸脊柱，增强胸部和肩膀的灵活性。

六、坐姿鹰式

锻炼肌群：背部肌群、手臂肌群、肩部等。

拉伸部位：髋内收肌群、臀肌、腰背部等。

做法

· 简单坐姿开始，吸气，双手侧平举，呼气时，右手在上，左手在下，大臂相互交叉。

· 呼气，后背延展，肩关节外旋使手臂交叉得更多一些，屈肘小臂朝上。

· 吸气，让小臂相互缠绕，手掌心相互贴靠，大拇指指向鼻尖，手指尖朝上。

· 呼气，抬高手肘，大臂上推，远离胸腔，双手远离鼻尖。

· 体式保持 4～8 个呼吸，注意脊柱保持延展。

· 呼气，落下手肘还原，重复另一侧动作。

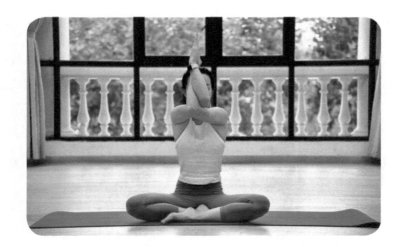

体式益处： 拉伸肩颈部肌肉，舒缓僵硬的肌肉状态，疏通经络，激活肩颈部肌肉，缓解肩颈部疼痛；拉伸背部的肌肉，促进背部的血液循环，背部僵硬感，拉伸手臂后侧肌群，美化手臂线条。

七、俯卧手臂交叉

锻炼肌群：三角肌、斜方肌等。

拉伸部位：冈上肌、冈下肌、菱形肌等。

做法

· 俯卧位开始，腹部着地，前臂撑地，右手掌心朝下。

· 吸气，右手移动到左臂后方，向左侧移动，右手时撑地。

· 呼气，左手掌心朝下，将左手移动到右侧，左手肘撑地。

· 吸气，保持双臂分开，手肘撑地。

· 呼气，头部向下放松，重心放在手臂上。

· 为进一步拉伸，卷起脚趾，身体重心前移，头部向下放松。保持体式4—8个呼吸，然后交换手臂位置重复以上动作。

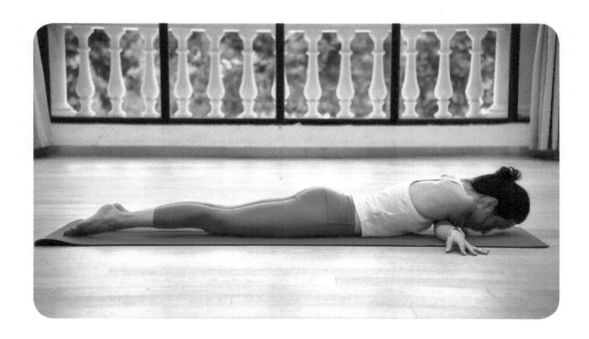

体式益处：帮助肩关节和手臂的放松、提升关节灵活性。有效拉伸手臂肌肉，帮助塑造肌肉线条。

第四节

核心区域

对所有人来说，最重要的力量是核心的力量，它是活力能量的来源。身体的核心是一系列的肌肉。人们通常认为核心指的是腹部肌肉，但它并不仅指腹肌。所谓的"核心"是人体的重要环节，核心区的定义是腰椎、骨盆、髋关节所形成的整体，即整个躯干、胸廓和脊柱。这些肌肉建立了脊椎、骨盆、肩部的平稳性，建立了身体基本稳定的支撑。

核心肌群担负着稳定重心、传导力量、整体发力的重要环节，起着承上启下的作用。核心肌连接了上下肢体的肌肉和能量。准确地说，核心肌群包括背部肌群、腹部肌群、大腿肌群、臀肌、盆底肌群和膈肌等。

表层的肌肉是腹部的核心肌，它有助于臀部的弯曲，并负责身体大部分的前屈和脊柱弯曲动作；中间层的核心肌是腹斜肌，位于身体两侧；腹外斜肌是腹部最大最表层的肌肉。腹内斜肌位于腹外斜肌深面，负责身体的侧向弯曲和扭转动作。

核心区域中有个特别重要的核心肌肉，就是腹横肌，也是最深层的肌肉，它的肌纤维是横向的，包裹着我们的躯干、腹腔、盆腔所有的脏器。它在收缩时，像腰带一样压紧肋骨、腹部、内脏，保证脊柱、胸部和骨盆的稳定，它收缩的力度直接影响腹部的功能，强有力的腹横肌帮助预防腰背损伤，提高我们的运动能力。

呼吸与核心区：

运动时，呼吸与动作的配合对核心的稳定和力量的传递具有十分重要的作用，腹内压的增加提高腰椎和躯干的稳定性。呼吸时，核心区主要由呼吸肌收缩，如膈肌、腹直肌、腹内外斜肌、腹横肌、腰方肌等，增加胸腰筋膜的张力和腹压，起到稳定腰椎的作用，身体的每个动作都与呼吸密切相关。稳定的核心意味着与神经、肌肉、骨骼、呼吸的一种稳定关系，为上下肢的发力提供支点。本节中，我们将学习锻炼核心区域的体式。这些体式会激发核心浅表层和深表层的肌群，帮助建立稳定的核心力量。

一、湿婆转动式

锻炼肌群：三角肌、斜方肌等。

拉伸部位：冈上肌、冈下肌、菱形肌等。

做法

· 山式开始，吸气，抬起左脚，弯曲左膝，让大腿与地面平行；弯曲手肘抬高至肩膀位置，手掌朝前。

· 呼气，保持髋部正位，向左转动腰腹，感受腰腹与髋部处的挤压。

· 打开胸腔，脊柱向上延伸，保持体式2～4个呼吸。

· 身体还原至正中位，放松手臂和脚，然后重复另一侧。

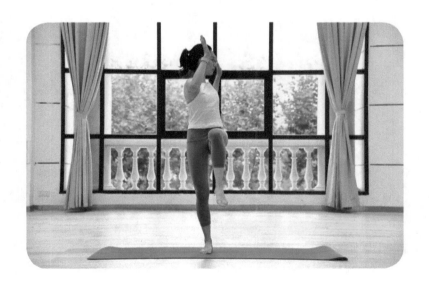

体式益处：消除腰两侧及腹部多余脂肪；伸展两腿腘旁腱；按摩腹部内脏器官，促进消化功能，消除腹部胀气。

二、门闩式

锻炼肌群：斜外腹肌、阔筋膜肌等。

拉伸部位：背阔肌、股直肌等。

做法

·跪立在垫面上，双脚并拢，脚背贴地。

·吸气，将右脚向右侧迈开一大步，脚尖指向正右方，右脚内侧与左腿膝盖在一条直线上，上体直立。

·呼气，身体向右侧弯，右手放在右腿上；左手向上，大臂贴耳，向左转头，透过大臂内侧看向上方。

·体式保持2～4个呼吸，还原躯干到正中位，然后重复另一侧动作。

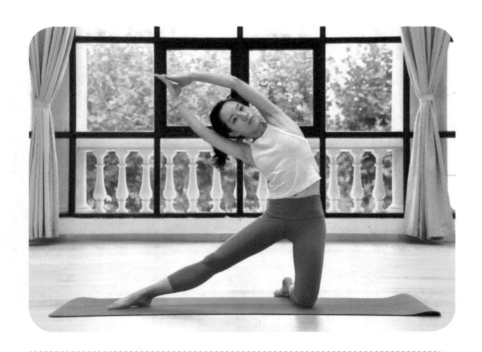

体式益处：强健脊椎及脊椎旁侧肌肉，按摩腹部及盆腔器官，强健各肌肉及手指脚趾关节，帮助拉伸腰侧、腿部肌肉、韧带。

三、平板式

锻炼肌群：腰腹部肌群、臀肌等。
拉伸部位：股四头肌、脚踝等。

做法

·四足式开始，吸气，双腿向后伸展，两臂和地板垂直，肩膀和手腕垂直，躯干与地板平行。

·呼气将手臂外侧向内压紧并将食指稳定地放在地板上。肩胛稳固地抵住后背，然后从脊椎展开。同时从胸骨开始伸展锁骨区域。

·将大腿前侧向上压向天花板，同时向地板方向抵住尾骨，并向脚跟方向拉伸。从颈部后侧提升头骨，眼睛看向斜前方，体式保持2～4个呼吸。

·呼气，双膝落地，重心回收，还原到四足式。

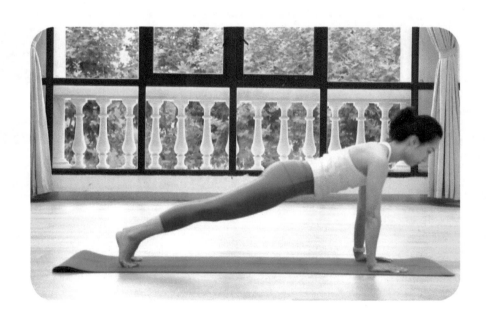

体式益处： 有效提高整个核心的肌肉力量，帮助提高平衡能力；还可以增强手臂、腰腹和腿部力量，强健手腕和脊椎支撑力。

四、海豚平板式

锻炼肌群： 三角肌、腰腹部肌群、臀肌等。

拉伸部位： 股四头肌、脚踝等。

---- 做法

· 四足式开始，前臂、手肘手掌放于垫子，保持全身成一直线。

· 打开锁骨，放平胸椎。尾骨下压收小腹。

· 腿部肌肉发力，脚后跟向后延伸，头部朝前，眼看地面。体式保持 2 ～ 4 个呼吸。最后双膝落地，臀部后坐来到婴儿式放松。

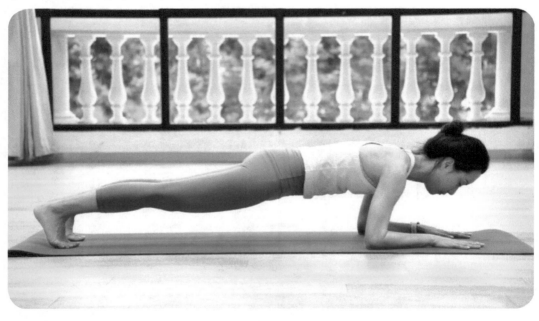

体式益处： 激活核心肌群；改善体态，可有效纠正身体的错误体态，对肩部、颈椎胸背肌肉都有改善；提高体能和身体素质，增强身体免疫力。

五、蝗虫式

锻炼肌群： 背阔肌、腹外斜肌、臀部肌群等。
拉伸部位： 手臂肌群、胸肌等。

做法

· 俯卧在垫子上，下巴点地，双腿伸直，手臂放于身体两侧，掌心朝下。

· 膝盖窝、大腿、臀大肌发力，耻骨抵住地面。

· 吸气，抬起腿部、头部、胸腔和双臂，向上伸展双手、脚趾和头部，保持头颈和脊柱的延长。

· 呼气，肩膀下沉后展，抬起胸腔。耻骨抵于地面，腿部和臀大肌持续发力，并向后方延展。体式保持 2 ~ 4 个呼吸。

· 呼气，慢慢将胸腔、头部、手臂、双腿放于垫子。双手还原于身体两侧。

· 其他变体：可将双臂向前伸展，吸气时和躯干一起向上抬起，增加上背部和手臂的力量与伸展；或手臂放于身体两侧，掌心朝下。吸气时上半身紧贴地面不动，臀腿发力，使双腿向上抬高离开地面。

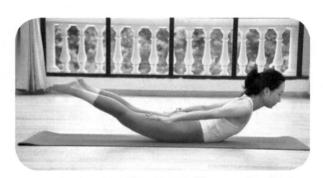

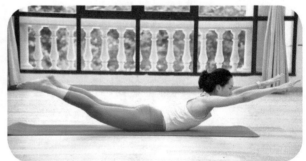

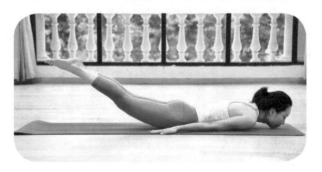

体式益处： 加强腰背部力量，缓解背部酸痛；拉伸两臂及两腿肌肉，紧致胳膊和大腿线条；延长脊柱，打开胸腔。

六、船式

锻炼肌群：背阔肌、腰腹肌群等。

拉伸部位：股直肌、髂肌等。

做法

· 屈膝坐于垫子上，脚掌踩地。双手放于臀部两侧微屈手肘。

· 吸气，重心后移，抬起双脚离地，肩膀后展，打开胸腔。

· 呼气，两腿慢慢抬高来到可以控制的高度，脚后跟微向前伸展。手臂前举与地面平行，肩膀保持后展挺胸。背部要尽量挺直，使脊椎往上提；体式保持 2 ~ 4 个呼吸。

· 呼气，慢慢将脚落回垫子上。

· 其他变体：呼气，腹核心发力，伸直双腿，让身体和双腿呈 V 字形，背部保持挺直。

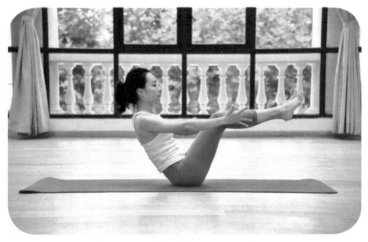

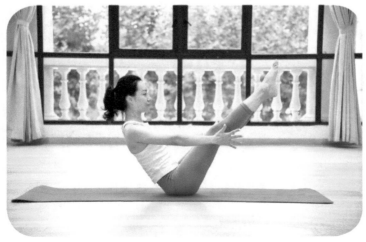

体式益处：

有效锻炼到腰腹部、背部的肌肉，增强腰腹核心力量；按摩腹部器官，促进腹部血液流通、激发消化系统、循环系统。

七、坐姿半鱼式

锻炼肌群：竖脊肌、腰腹肌群等。

拉伸部位：胸肌、梨状肌等。

做法

· 束角式或简单坐开始，伸展双腿。

· 吸气，弯曲左膝放于右膝外侧，左脚掌完全踩于地面。

· 呼气，伸展双手，呼气身体转向左侧。右手肘放于左膝外侧，脊柱向上延伸，上肢肩关节外展。

· 保持自然呼吸，臀部下沉，脊柱向上延伸，呼气，手臂加大扭转程度，肩膀下沉后展，胸腔打开。

· 体式保持4个呼吸；吸气，双手上举，呼气身体还原正中位，伸展腿；另一侧重复。

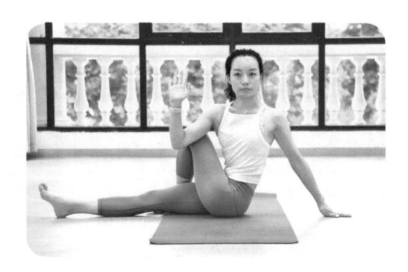

体式益处：刺激肝脏和肾脏，伸展肩膀、臀部和颈部，使脊椎充满活力。

第五节

下背与臀部

一、半弓式

锻炼肌群：三角肌、大圆肌、胸大肌等。

拉伸部位：髋屈肌、腰背部、腘绳肌等。

做法

· 俯卧垫子，两腿间微打开伸直，下巴点地。手臂往头顶方向延伸掌心向下。

· 弯曲右膝，左手向后在臀部上侧抓住右脚背。

· 吸气，右腿向后打开，抬起右脚，头部、胸腔离开地面。头颈和脊柱保持一条线，眼看前方。

· 右手支撑于地面，保持 4 个呼吸。

· 呼气，慢慢将腿部、手臂、头和胸腔还原至垫子上，另一侧重复。

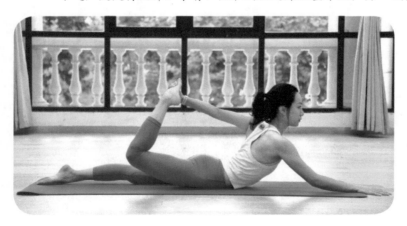

体式益处：使脊椎更柔韧、灵活，延展胸部，活跃神经系统；矫正肩部，加强腰背、臀部力量，美化腰部、臀部线条；按摩腹内器官，刺激肾脏，调和胰脏，促进消化。

二、虎式

锻炼肌群：臀部肌群、腰背肌群、背阔肌等。

拉伸部位：腘绳肌、竖脊肌等。

做法

· 四足式开始，吸气，向内弯左膝，向上卷屈脊柱，右手抓住左膝。

· 呼气，臀肌发力，再将大腿前侧，内侧肌群内旋，使髋内收下压，骨盆保持稳定。向后向上伸直抬高左腿，脊柱下弯，右手向前延伸，眼睛看前上方。

· 吸气，手脚内收，呼气，手腿外展重复4次；在动态变化中须集中意识控制重心均匀分布在双手与膝下方。

· 膝盖手臂落地，还原到四足式；重复另一侧动作。

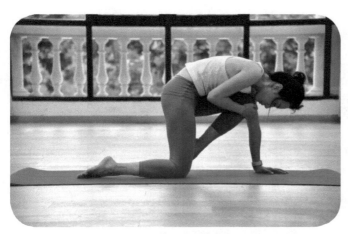

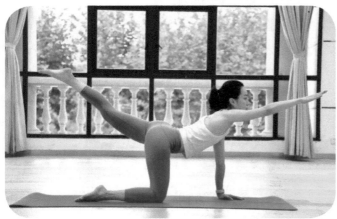

体式益处：缓解髋部肌肉僵硬状态、灵活脊柱，缓解坐骨神经痛；拉伸腰部、腹部、腿部的肌肉，促进血液循环，改善新陈代谢；增强臀部肌肉的弹性和韧性，改善臀部扁平的状态；增强身体的稳定性和平衡性。

三、反向平板式

锻炼肌群：背部肌群、手臂肌群等。
拉伸部位：腘绳肌、臀部肌群、胫后肌等。

----- **做法**

· 手杖式开始，屈双膝，双脚打开与髋同宽。

· 吸气，身体向后倾斜，双手打开与肩同宽，放在臀部的后侧，指尖指向正前方。

· 呼气：抬起髋部向上成反向四足式，将双腿依次向前伸直，双脚并拢，整个身体脊柱骨盆以及双腿在一条直线上，双手在双肩的正下方。

· 保持稳定呼吸，脚趾压下地面，臀部、大腿发力上保持上抬；胸腔打开，肩部向后向下沉，手指用力向地面按压。保持 2 ~ 4 个呼吸；脊柱伸直延展，肩关节外展，肩胛骨内收相互靠拢，髋关节伸直，膝关节伸直。

· 呼气，屈肘，臀部下落还原到地面。

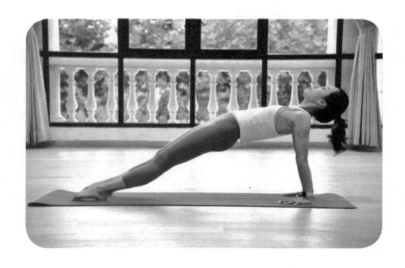

体式益处：锻炼核心后侧肌群，激活臀部肌群和大腿后侧肌群发力，改善骨盆前倾、腰背疼痛和腿部肌群不均衡发展等；充分拉伸身体前侧，增强肩部、胸腔、躯干灵活性；训练横膈膜，提升肺活量。

四、战士三式

锻炼肌群：臀大肌、腘绳肌等。
拉伸部位：背阔肌、竖脊肌等。

做法

· 站立于垫子前端，双手扶髋，左脚向后撤出一小步，脚尖点地，重心移至右腿。

· 吸气，右腿微屈膝，伸展脊柱，呼气以髋为折点，上身向前向下弯曲同时抬起左腿，左脚回勾，注意左腿内旋，髋部保持稳定正位，不要翻髋；收紧腹部，脊柱向前伸展，右膝不要超伸；缓慢蹬直右腿，右脚内外侧均衡下压，头顶指向正前方。

· 吸气，手臂向前伸展，双手与肩同宽；手臂、上身、左腿一条直线，与地面保持平行，眼睛看向地面一个固定点作凝视点。体式保持2～4个呼吸。

· 吸气收腹，双手收回扶髋，缓慢立直。呼气，左脚收回落地，手臂还原体侧，调息放松之后，完成另一侧动作。

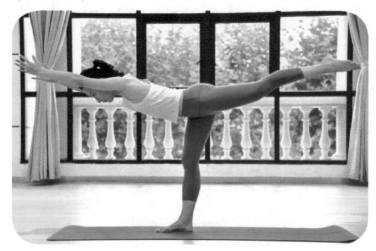

· 下方脚用力的踩实垫面，可以先屈膝，启动大腿肌肉，让根基更加稳定，再慢慢伸直腿。

· 如果出现翻髋，可以在练习初期，双手扶髋练习，一方面可以降低体式的难度，更好地将觉知放在臀腿及核心背部肌肉的正确启动性，另一方面可以更好地感知双髋是否在同一平面内，有助于在体式中保持正位。

体式益处： 能增强身体的平衡感及高度集中注意力的能力。腹部自动向内收紧，腹部内脏器官得到按摩。增强脊柱的柔韧性。

五、束角式

锻炼肌群：大收肌、股方肌、梨状肌等。

拉伸部位：脊柱伸肌、长收肌等。

做法

· 坐姿开始，将手脚脚底靠近，弯曲膝盖，手指抓住脚趾。

· 吸气，臀部下沉，头部向上，肩膀下沉后展，打开胸腔。

· 呼气，脊柱保持延展，双肩向后打开，骨盆向后转动，膝盖向下压，打开髋部。

· 保持后背挺直，每次呼气双膝朝向地面方向下压，体式保持 4 ~ 8 个呼吸。

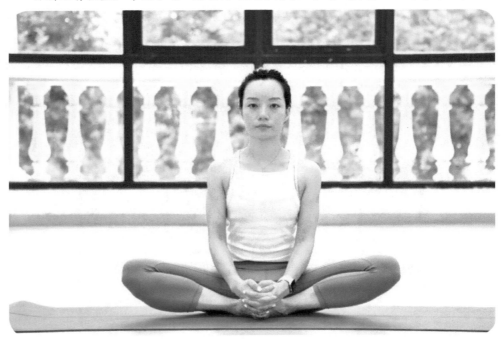

体式益处：按摩腹部器官，灵活髋部；矫正脊椎，改善背部、腹部、骨盆、大腿内侧的血液循环；放松膝关节及髋关节，放松神经及情绪；缓解坐骨神经痛。

六、单腿睡鸽式

锻炼肌群：梨状肌、股外侧肌、股二头肌等。

拉伸部位：腰大肌、背阔肌等。

做法

· 从下犬式开始，吸气，将右脚向前迈开一大步，屈膝右腿贴地，右小腿与髋部平行，髋部保持中立位朝向正前方，伸直左腿。

· 吸气，延长脊柱，放松双肩，双手放在身体的两侧。

· 呼气，屈手肘在垫面上，躯干慢慢前屈，俯卧在垫面上；脊柱保持延展，双手臂伸直，前额点地，双手臂伸展，或者双手交叠，头在手背上；体式保持 4 ~ 6 个呼吸。

· 吸气，双手支撑，臀部抬高，前脚向后收回，还原到下犬式，再重复另一侧动作。

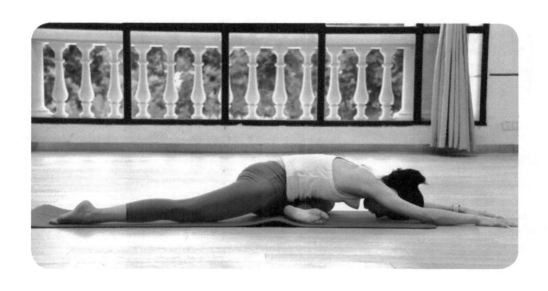

体式益处：加强核心稳定，有效伸展大腿、腹股沟和腰肌、腹部、臀部，促进核心区域的血液循环；刺激腹部器官。

七、蜥蜴式

锻炼肌群: 髋屈肌、股内侧肌、腘绳肌等。

拉伸部位: 臀部肌群、股薄肌等。

做法

· 下犬式开始,手指并拢放于垫子。

· 吸气,右脚向前跨一步至右手外侧。后脚膝盖保持伸直或落地(取决于自己髋部柔韧程度)。

· 呼气,弯曲手肘,或让前臂撑地,此时右膝位于肩膀外侧。

· 保持自然呼吸,目视前方,使头颈部与脊柱保持水平状态,持续延伸,找到平衡点后保持4个呼吸。

· 吸气,手臂伸直,抬高臀部,收回右脚,返回下犬式,重复另一侧动作。

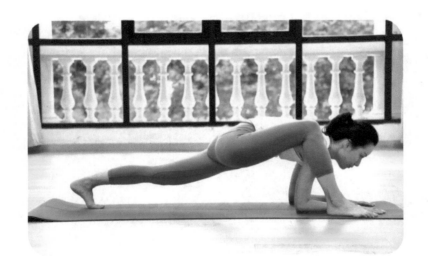

· 对于初学者来说,如果身体向下时两肘支撑太强烈,可以保持手臂伸直。

体式益处: 有效拉伸髋部前侧、内侧、外侧肌肉韧带,加强髋部灵活性;放松髋关节可以使腰椎得到放松,从而改善腰痛;伸展腿部韧带和股四头肌,并加强大腿内侧和腿部肌肉。

八、坐椅式

锻炼肌群：臀大肌、股四头肌、比目鱼肌等。

拉伸部位：背阔肌、腰腹肌群等。

做法

· 山式开始，双脚分开与髋部同宽，吸气，手臂上举过头。

· 呼气，屈膝，向后屈髋，臀部后坐，好像自己坐在椅子的边缘。重心移至脚后跟，臀部不要低于膝盖，保持膝盖指向前方。

· 肩膀下沉后展，延长脊柱；双手臂打开延展，或者双手胸前合十，打开胸腔，眼睛找到地面或墙壁度凝视点保持平衡；体式保持 4 ～ 6 个呼吸。

· 吸气，膝盖伸直手臂上举，呼气，放下手臂。

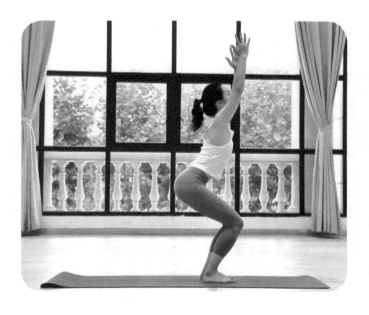

体式益处：

强化脊柱活力，强健两腿、臀部和背部肌肉群，增进体态平衡和稳定，矫正不良姿势；伸展肩膀、胸腔，调整腹部器官、横膈膜与心脏的功能，并能加强身体的平衡能力。

九、树式

锻炼肌群：腰小肌、髂肌、阔筋膜张肌等。

拉伸部位：臀部肌群、内收长肌、耻骨肌等。

做法

· 山式开始，吸气，弯曲右膝，将身体重心转移到左脚，向右侧打开右膝至90°，脚后跟抵住左腿。

· 在前方地面找到凝视点后，呼气，慢慢抬高右脚，高度可以根据自己的平衡能力来选择，双手在胸前合十。

· 保持自然呼吸，保持左腿支撑地面，肩膀下沉后展，打开胸腔。

· 如果可以保持平衡，吸气时继续向上伸直手臂至头顶，十指贴合，向上延伸躯干；体式保持4 ~ 6个呼吸。

· 呼气，双手回到胸前，右脚落回地面，双臂放到两侧；重复另一侧动作。

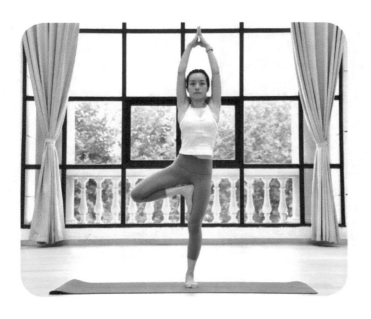

体式益处：补养和加强腿部、背部和胸部的肌肉力量；增强两脚踝灵敏度，改善和强化人体的稳定与平衡；培养增强集中注意的能力；拉伸髋部位，拉伸激活脊柱和肩部。

十、桥式

锻炼肌群：腹直肌、臀肌、股四头肌等。
拉伸部位：背阔肌、三角肌、肱二头肌等。

做法

· 仰卧垫子，弯曲双膝，两脚间打开与髋部同宽；双臂放于体侧，掌心向下；手指指向脚后跟方向。

· 脚掌用力撑地，呼气，大腿肌肉收紧、内旋，两髋外侧向上提，直到大腿平行地板，小腿与地板垂直。

· 吸气，胸腔继续向上提高，肩胛骨收紧，肩胛下角压向背部的肋骨，胸椎努力靠近胸骨，双手扣十指，手臂外侧压地。

· 侧胸腔继续向头顶的方向去延伸，保持脖颈与地板之间有空隙，膝盖顶向臀部的方向，尾骨微收，腰椎放松，体式保持 4 ~ 8 个呼吸。

· 呼气，慢慢卷动脊柱使后背还原落到地面。

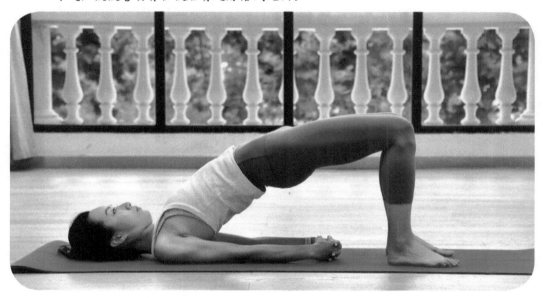

体式益处：锻炼加强背部、臀部和前大腿肌、腹部核心肌群力量，特别对脊背神经有益；增强肩关节活动度，可以消除肩痛和增进血液循环；引导血液流向颈及面部，消除疲劳和紧张。

第六节

腿部与足

缺乏运动和久坐，会使大腿和小腿容易聚集脂肪。瑜伽体式练习，可以将腿部作为一个整体进行最直接、最有效的强化。比如，在战士二式中，做右侧时，右腿的股四头肌有力收缩，左腿股四头肌强壮，双腿内侧拉长。身体较僵紧的练习者，左小腿也会得到适度的伸展。正确地练习腿部类体式，还能强化保护膝关节及踝关节的肌肉，有助于强健身体根基。

在一些站立体式需要双脚稳固、膝髋对位，不仅改善你在瑜伽垫上的体态和协调性，更将这点延续至你的日常生活。当你学会正确对位后，你将不单依赖腿部的大肌肉群，而会激活强化足弓、小腿、大腿外侧那些很少被调动、虚弱的小肌肉群。瑜伽体式练习，可以改善这些肌群，提高灵活性和灵敏度，提升你的运动状态。本章将会介绍主要的体式动作来提升你的腿部状态。

一、战士一式

锻炼肌群： 腘绳肌、臀中肌等。
拉伸部位： 腓骨肌群、股直肌等。

----- 做法

· 站立姿势，双脚打开4个脚掌的宽度，右脚尖指向右前方，左脚尖内扣30°，弯曲右膝位于脚踝上方，大腿和地面平行，屈膝角度不超过脚尖。

· 吸气，上身躯干转向右方，保持髋部正位，从尾骨开始向上伸展脊柱骨，拉长身体。

· 呼气，两手慢慢从旁上举，两手举至头顶上方，保持肘部伸直，提肩胛骨。

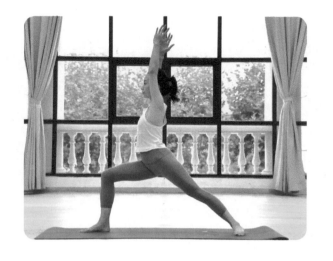

体式益处：增强足弓、脚踝、膝部、大腿的力量，扩张胸腔，舒展肩部和髋部，增强肌肉耐力，缓解坐骨神经痛。

二、战士二式

锻炼肌群： 股四头肌、股直肌等。

拉伸部位： 股外、内侧肌、胸大肌等。

做法

· 站立姿势，双脚打开4个脚掌的宽度，右脚尖指向右前方，左脚尖内扣30°，弯曲右膝位于脚踝上方。

· 吸气，臀部肩膀朝正前方打开，双臂侧平举，眼看右手中指方向。

· 呼气，腿部发力，臀部保持中立位，延伸脊柱。肩膀下沉后展，挺拔胸腔。体式保持4～6个呼吸。

· 伸直腿部，脚尖还原。

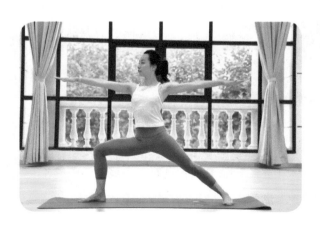

体式益处：培养强壮灵活的双腿与髋关节的同时，能伸展大腿内侧的肌肉，紧实腿肌和臀肌，塑造优美形体。

三、三角式

锻炼肌群：半腱肌、股薄肌等。
拉伸部位：阔筋膜张肌等。

⸺ 做法

· 站立姿势开始，双腿打开4个脚掌。右脚尖向外打开，左脚尖微向内扣。吸气，左侧臀部朝外推，双手侧平举。

· 呼气，双臂慢慢向下，左臂向上，右手向下靠近右腿，最后掌心贴地。

· 膝盖伸直，腿部发力。手臂保持一直线，肩膀打开，左侧臀部外推，右侧臀部向下；感受到侧腰和腿部的拉伸；体式保持2～4个呼吸。

· 吸气，双臂慢慢向上抬起还原，腿部支撑地面，让身体还原到站立姿态，重复另一侧动作。

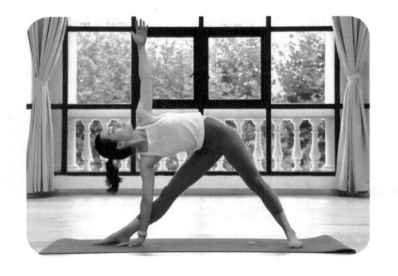

· 在侧腰下弯幅度不够时，无须刻意追求手臂落地的程度，可利用瑜伽砖的辅助完成动作练习，但要注意保持姿势正确到位。

体式益处：锻炼腿部力量，增强腿部肌肉，纠正腿型，美化腿部线条；缓解背部疼痛刺激腹脏器官、腺体，有助排毒伸展侧腰。

四、半金字塔式

锻炼肌群： 腘绳肌等。

拉伸部位： 半腱肌、肱二头肌等。

做法

· 四足式开始，右脚向前迈到双手间，右膝弯曲微过脚踝来到低位弓步。左膝左脚落在地面。

· 呼气，伸直右腿，臀部往左脚后跟方向按压。弯曲脊柱，让前额靠近右膝，右脚趾朝向天花板。

· 双手放于体侧，支撑躯干。手肘微微弯曲，肩膀、颈部和脸部放松，体式保持4个呼吸。

· 吸气，弯曲右膝，呼气，右侧膝盖还原至地面回到四足式；重复另一侧动作。

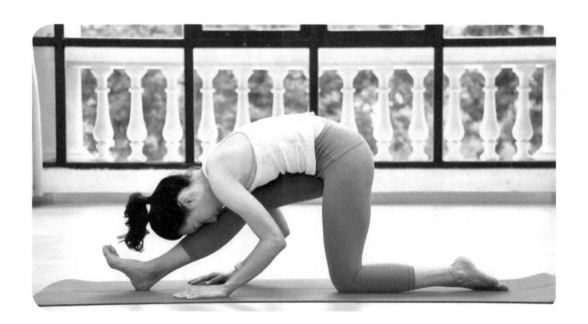

体式益处： 拉伸腿部和臀部肌肉，有效缓解臀腿紧张和僵硬；伸展脊椎，使髋关节和脊柱更富有弹性。

五、金字塔

锻炼肌群：腘绳肌、肱二头肌等。
拉伸部位：半膜肌等。

做法

· 从右侧高位弓步开始，右膝伸直，后脚脚掌撑于地面，脚趾朝前。
· 双手在背后十指贴合，肩部后展，脊柱延伸。
· 呼气，身体前屈，前额靠近右膝，脚后跟和膝盖后侧发力；保持 4 ~ 6 个呼吸。
· 吸气，腰腹发力躯干还原到中正位，放松双手，再重复另一侧动作。

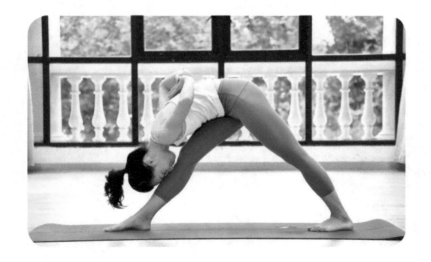

· 如果双手无法背后合十，可将双臂放在身体两侧，当身体前屈时双手放在垫子上。

体式益处：缓解腿部和臀部的紧张和僵硬；伸展脊椎，使髋关节和脊柱更富有弹性，建立平静和内省。

六、高位弓步

锻炼肌群：*股四头肌等。*

拉伸部位：*臀大肌等。*

做法

· 下犬式开始，右脚向前迈到双手间，弯曲右膝。

· 右腿大小腿尽量成90°，左脚向后充分地伸展，脚跟要上提。

· 双手将胸腔推起来，胸口上提，眼睛望向前方，吸气，双臂向上伸展，带动躯干抬起向上。

· 背部用力挺直，保证髋膝和第二脚趾在同一垂直线，左腿尽量伸直，膝盖不要去弯曲。体式保持2～4个体式。

· 呼气，躯干前压，双手落回地面，还原到下犬式，然后重复另一侧动作。

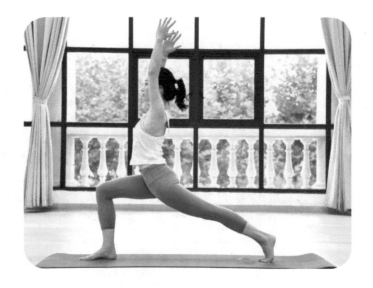

体式益处：有效强化双脚、脚腕、小腿、膝部和大腿的力量，增强肌肉耐力，锻炼练习者的意志力；增强循环系统的功能，增加肺活量；提高身体的平衡控制能力；舒展髋部和肩部，纠正各种不良体态。

七、低位弓步

锻炼肌群：股四头肌等。

拉伸部位：股直肌等。

做法

· 下犬式开始，右脚向前迈到双手间，弯曲右膝。

· 髋部摆正，右腿胫骨与地面垂直，把后腿向后伸展，整个后腿尽力贴近地面，双手平行放于左脚两侧的地面上。

· 吸气，手臂上举，带动上半身向上抬起，肩膀后展，延伸脊柱打开胸腔；双臂保持在头部两侧，掌心相对。若加深练习，上半身继续向后弯，抬头看向天花板。体式保持4 ~ 6个呼吸。

· 呼气，双臂还原，收回右脚来到四足式。重复另一侧动作。

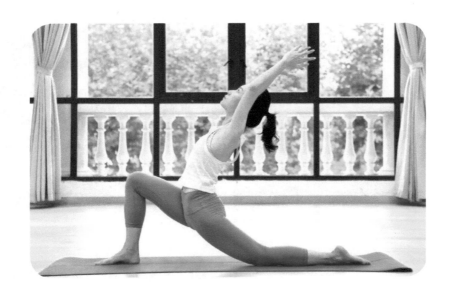

体式益处：按摩腹部器官，加强两腿肌肉，加强两腿肌肉，增强平衡能力；增加脊柱弹性，扩展胸腔，灵活髋关节。

八、侧角伸展式

锻炼肌群：内外斜肌、股四头肌、臀大肌等。
拉伸部位：竖脊肌、腰方肌、耻骨肌等。

做法

· 站立姿势，双脚打开4个脚掌的宽度，右脚外展90°，左脚内扣30°；臀部肩膀朝正前方打开，双臂侧平举，眼看右手中指方向。

· 呼气，弯曲右膝位于脚踝上方；后将身体靠向右大腿上方，右手掌放于右腿内侧的地面上，右肩关节外展，手肘伸直；脊柱中立位侧弯，右膝关节屈曲并外展，髋关节屈曲并外展，左腿髋关节伸直并外展，膝关节伸直。

· 左手臂尽量向右前方伸展，外展并上提，肩关节外展。保持均匀呼吸，停留2～4个呼吸。

· 左手臂带动躯干还原中正位，完成另一侧动作。

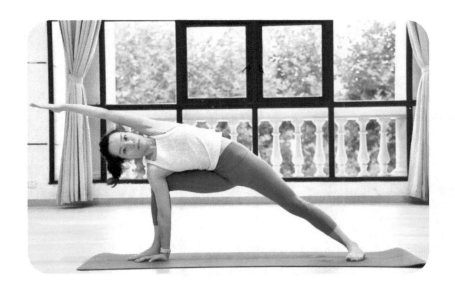

体式益处：有效地加强脚踝、膝盖和大腿，纠正大腿、小腿的姿势问题，缓解坐骨神经痛和关节的疼痛，减少腰部和臀部的脂肪。

九、站立手抓脚趾

锻炼肌群：股四头肌、腓肠肌、比目鱼肌等。

拉伸部位：胫骨前肌、趾屈肌等。

---- 做法

·山式开始，吸气，左手放在左髋上，重心放在左脚，同时弯屈右膝盖把脚向胸前带，用右手两个手指抓住大脚趾，把右脚拉向胸腔。

·身体站直，呼气，右腿向前伸直。右脚和左脚的大脚趾下面的关节同时发力，左腿尽量伸直。

·伸直脊柱，胸腔打开，肩膀下沉后展。体式保持2 ~ 4个呼吸。

·呼气，弯曲右膝，手放松，脚还原至山式。

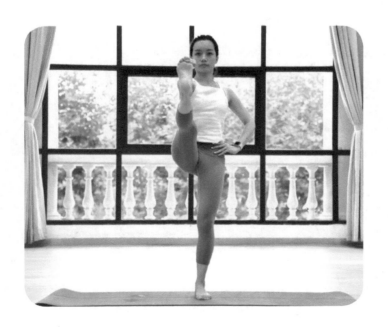

体式益处：强健腿部和腹部内部的肌肉，同时还可以很大程度上提高人身体的平衡能力；加强髋部及腰椎周围的肌肉群，这些肌肉的顺位和力量会缓解腰椎的疼痛。

十、坐角式

锻炼肌群：腘绳肌、腓肠肌等。
拉伸部位：伸脊肌、背阔肌等。

做法

·简单坐开始，两腿分开向两边尽可能地分开，保持腿部伸直，脚背回勾，腿部后侧贴紧地面，大腿肌肉向外旋。

·背部保持平直，脊柱不要弯曲，调整下呼吸，呼气，身体从腹股沟处折叠向下压，腹部贴紧地面，使两腿充分打开；手伸向前方或抓住脚趾。

·随着每一次的呼气，身体继续向下，直到胸部和头部贴到地面；向下时脊柱保持直立，不要为了向下而使背部拱起，达到自己的极限即可，臀部贴紧地面，不要翘起；体式保持 4～8 个呼吸。

·吸气，同时用手支撑地面将身体慢慢推起，双脚屈膝还原简单坐姿。

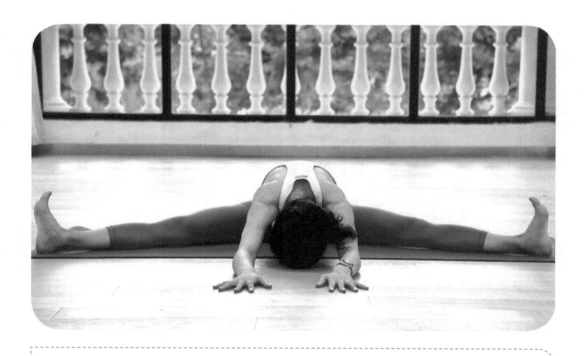

体式益处：促进盆骨区的血液循环，有助于打开髋部，改善痛经；有效拉伸腿部肌肉和筋骨，美化腿部线条，缓解坐骨神经痛，有助于减少腰腹部脂肪。

十一、坐姿头触膝

锻炼肌群：腘绳肌、腓肠肌等。

拉伸部位：伸脊肌、背阔肌等。

----- 做法

·手杖坐姿开始，吸气，双臂经侧向上，掌心相对，眼看前侧。

·呼气，以髋为折点，身体向前向下，双手向前抓脚趾。

·手肘向外侧打开，带动背部更好地拉伸和胸腔的前推，保持脊柱的延展，眼看脚趾；伸展颈部后侧肌肉；如果可以尽量使上半身贴向腿部；体式保持4～8个呼吸。

·吸气，手臂夹于耳后带动身体回正；可以借助手臂，腰腹的力量带动身体回收。

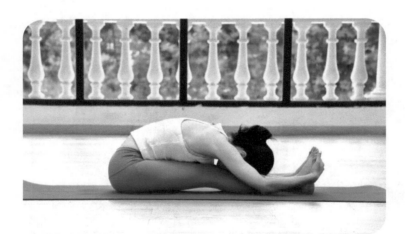

·如果初学者感觉拉伸困难，可以借助弹力带，通过手拉动弹力带，进一步拉伸大腿后侧肌群，这个过程中，我们的脊柱保持它的生理曲线。

体式益处：加强腿部后侧腘绳肌的伸展和放松，缓解足跟疼痛和跟骨刺痛；拉伸背部和臀部肌肉，有效改善肌肉紧张，按摩腹内器官；提高集中力和耐力，让头脑清晰。

十二、坐姿头侧触膝

锻炼肌群：腘绳肌等。

拉伸部位：腰腹肌群等。

做法

· 简单坐或束角式开始，右脚向外打开 45°，左脚向内弯曲，脚掌靠近臀部。右手臂放于右腿上；重心放于坐骨，胸骨前推，肩膀放松。

· 吸气，抬起左臂，拉长腰侧。

· 呼气，身体向右侧弯，左手指侧弯抓住右脚，左臂靠近左耳；继续拉长躯干腰侧。

· 保持肩膀后展，打开胸腔，眼看前方或看向左臂内侧。单手或双手放于脚上方；体式保持 4 ~ 6 个呼吸。

· 吸气，抬起左侧手臂，呼气，手臂放下还原。重复另一侧动作。

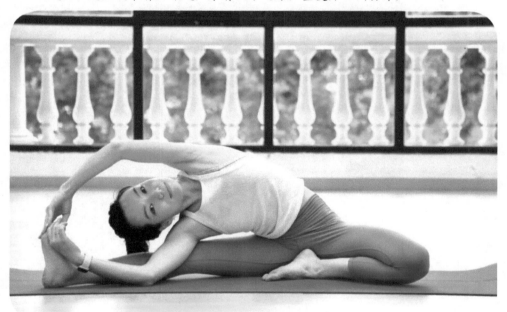

体式益处：拉伸大腿后侧肌肉群，缓解腿部肌群紧张；拉伸侧腰腹和手臂肌肉，帮助躯干单侧延展。

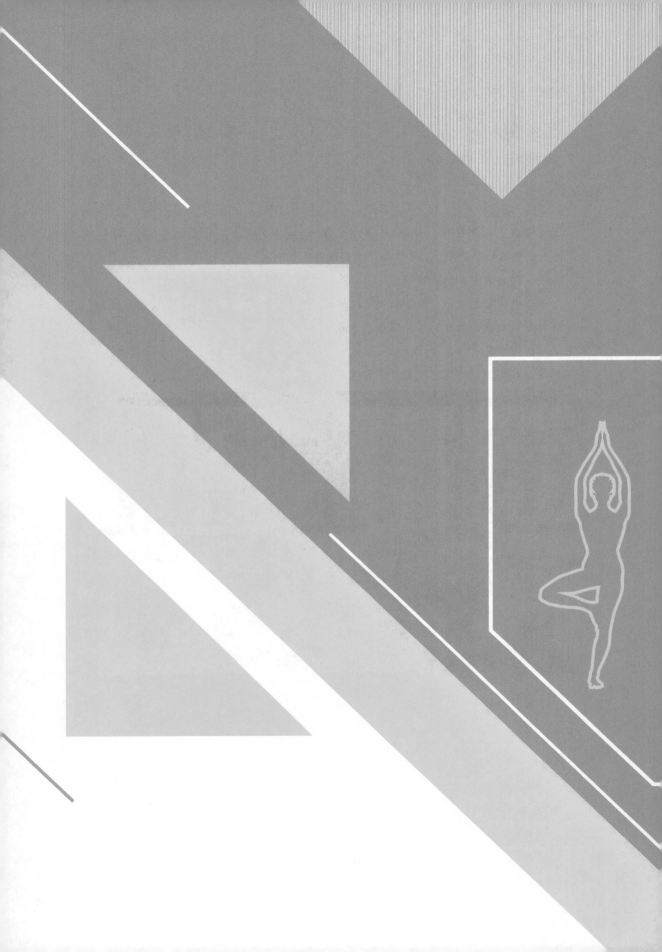

07

第七章
身体素质序列

在人们的日常生活、生产劳动和体育运动中，肌肉活动都是在神经系统支配下实现的。这些活动的基本能力可以表现在很多方面，如肌肉收缩力量的大小、收缩速度的快慢、持续时间的长短、关节活动范围的大小以及动作是否灵敏和协调等。通常人们把人体在肌肉活动中所表现出来的力量、速度、耐力、灵敏及柔韧等机能能力统称为身体素质。

身体素质是在遗传的基础上人体在长期的生活、工作和运动中逐渐形成的身体能力要素。身体素质是人体肌肉活动基本能力的表现。身体素质的发展水平不仅取决于骨骼、肌肉本身的结构和功能特点，而且还与肌肉工作时的能量供应、内脏器官的机能以及神经调节能力有关。更确切地讲，身体素质是人体各器官系统的功能在肌肉工作中的综合反映。

良好的身体素质不仅是健康状况和体适能良好的标志，也是掌握运动技能的基础。在本章节中我们将重点学习以提高力量、平衡、灵敏、柔韧素质的瑜伽体式序列组合。

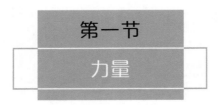

第一节

力量

力量是人体对抗阻力的能力，是速度、耐力、灵敏和柔韧等身体能力要素的基础。人体姿势的维持、自身肢体的移动和克服阻力对外做功都需要一定水平的肌肉力量。肌肉力量可表现为绝对肌力、相对肌力、肌肉爆发力和肌肉耐力等几种形式。有力的肌肉可以帮助我们改善体态，稳定躯干。在瑜伽练习中强壮的核心可以使得体式动作更加行云流水，同时体式也有助于打造强壮的核心。瑜伽练习之外，强壮的身体也可以提升自信。

而在瑜伽流派中阿斯汤伽瑜伽可谓是力量瑜伽的代表。这组序列结合拜日式和战士系列体式其中会包含站姿、卧姿等身体形态的体式，可以有效激发并提升练习者全身肌肉力量。

体式名称	体式	体式要领与连接
1. 山式		·站立，双脚打开与髋部同宽 ·建立稳固的基础
2. 手臂上举式		·手臂上举，拉长呼吸和躯干前侧
3. 站立前屈式		·呼气，挤压腹部 ·拉伸腿部后侧肌群
4. 站立半前屈式		·吸气，打开胸腔，延长脊柱
5. 四柱式		·双脚向后蹬地 ·呼气重心前移，屈肘，重心下沉，保持躯干成一直线
6. 上犬式		·重心前推，收紧核心，手臂发力 ·吸气，躯干向前打开

体式名称	体式	体式要领与连接
7. 下犬式		·勾脚尖，脚后跟落地，臀部上推 ·呼气，重心来到双脚双手之间 ·向上延展脊柱
8. 战士二式（右侧）		·抬高右脚，向前跨至双手间 ·后脚尖外展，屈右膝 ·呼气，躯干抬高，双臂打开
9. 战士一式（右侧）		·吸气，躯干转向右膝 ·摆正髋部 ·呼气，手臂上举
10. 战士三式（右侧）		·吸气，膝盖伸直，重心移到前脚 ·呼气，躯干逐渐下压
11. 四柱式		·吸气后脚还原到垫子 ·双手撑地，呼气，身体下落
12. 上犬式		·保持动作衔接流畅 ·保持自然呼吸

体式名称	体式	体式要领与连接
13. 下犬式		·保持动作衔接流畅 ·保持自然呼吸
14. 站立前屈式		·双脚走至或跳到双手之间
15. 手臂上举式		·吸气，躯干向上打开
16. 祈祷式		·调整呼吸，可停留 2 ~ 4 个呼吸
17. 山式		·调整呼吸，可停留 2 ~ 4 个呼吸 ·为左侧动作做准备 ·重复左侧动作 ·重复该序列 3 ~ 5 次

体式名称	体式	体式要领与连接
1. 束角式		· 双脚底触碰，膝盖压下地面 · 向上延展脊柱
2. 坐姿半鱼式		· 双腿伸直，屈左膝跨至右膝外侧 · 呼气身体向左侧扭转 · 完成另一侧体式
3. 侧平板式（右侧）		· 伸直双腿后屈膝，跪立在垫子上 · 呼气右手撑地，依次伸直双脚
4. 平板式		· 吸气，收回右手落在地面 · 转体面对地面
5. 下犬式		· 臀部上推 · 呼气，重心来到双脚双手之间 · 向上延展脊柱
6. 战士一式（右侧）		· 抬高右脚，向前跨至双手间 · 后脚尖外展，脚跟落地，屈右膝 · 吸气抬起上半身

体式名称	体式	体式要领与连接
7. 战士二式（右侧）		·呼气，躯干转向左侧，双臂打开
8. 反向战士二式（右侧）		·吸气，躯干后仰，拉伸右侧躯干
9. 侧角伸展式（右侧）		·呼气躯干前压，右手放于右脚掌内侧 ·上臂贴于耳朵，保持躯干向前延伸 ·后腿保持伸展
10. 四柱式		·呼气重心前移，屈肘，重心下沉，保持躯干成一直线
11. 上犬式		·重心前推，收紧核心，手臂发力 ·吸气，躯干向前打开
12. 下犬式		·勾脚尖，脚后跟落地，臀部上推 ·呼气，重心来到双脚双手之间 ·向上延展脊柱

体式名称	体式	体式要领与连接
13. 侧平板（左侧）		·重心前移，双脚、躯干、胸部依次向左侧翻转
14. 平板式		·保持体式连接流畅
15. 下犬式		·臀部推高，重心转移，脚后跟踩地
16. 战士一式（左侧）		·保持体式连接流畅
17. 战士二式（左侧）		·保持体式连接流畅
18. 反向战士二式（左侧）		·保持体式连接流畅

体式名称	体式	体式要领与连接
19. 侧角伸展式（左侧）		· 保持体式连接流畅
20. 四柱式		· 保持体式连接流畅
21. 上犬式		· 保持体式连接流畅
22. 下犬式		· 保持体式连接流畅
23. 坐椅式		· 双脚走向或跳至双手间 · 吸气，双臂带动躯干慢慢向上抬起，膝盖微屈
24. 山式		· 调整呼吸，可停留 2～4 个呼吸

注：序列中每个体式停留 2～4 个呼吸，可重复该序列 2～5 次

第二节

平衡

平衡（balance）是身体所处的一种姿态以及在运动或受到外力作用时能够自动调整并维持姿势的能力。根据其性质人体平衡可分为三种：即对称性平衡、静态平衡和动态平衡。人的平衡能力除了与身体结构的完整性和对称性有关外，还与前庭器官、视觉器官、本体感受器、大脑平衡调节、小脑共济协调以及肢体肌群力量、肌张力之间相互平衡等密切相关。因此平衡所反映的是人体来自前庭器官、肌肉、肌腱、关节内的本体感受器以及视觉等各方面刺激的协调、综合能力。

在瑜伽体式中有许多平衡类体式，这些体式不仅需要我们从身体层面上稳定重心、找到正确的身体顺位和顺畅呼吸才能进入和完成体式，更需要我们从思想、情感和意识达到融合、统一。练习者本节的序列组合练习，可以来了解自己的身体和心理状态和时处于平衡状态，充分锻炼身体的平衡感和协调性，提升集中注意力的能力，帮助我们找到内心的宁静和稳定。

第一组

体式名称	体式	体式要领与连接
1. 山式		·站立，双脚打开与髋部同宽 ·建立稳固的基础
2. 鹰式		·慢慢让手臂，双腿缠绕一起 ·保持深长呼吸 ·重复另一侧动作

体式名称	体式	体式要领与连接
3. 树式		·接鹰式还原站立位后，移动重心到左脚 ·呼气屈膝，脚底放于支撑腿大腿根部，伸展手臂 ·重复另一侧动作
4. 战士二式		·接上体式还原站立位 ·打开双脚，伸展手臂 ·重复另一侧动作
5. 反向战士二式		·躯干后仰，上手臂靠近脸部 ·重复另一侧动作
6. 三角式		·还原到战士二式，伸直膝盖 ·呼气，躯干向前压，手落地，转头看向上手 ·重复另一侧动作
7. 三角转动式		·还原躯干，呼气转动躯干面对前脚 ·吸气身体向前倾，左手放于右脚外侧 ·重复另一侧动作
8. 站立前屈式		·接三角转动式，还原上手落回地面，躯干面对双腿 ·呼气后脚收回到前脚旁，躯干贴向双腿

体式名称	体式	体式要领与连接
9. 平板式		· 吸气双手放于两脚侧 · 双腿后撤
10. 虎式		· 双膝落地，四足式过渡 · 吸气团身屈膝，手抓膝盖 · 呼气，延展手臂和腿部 · 动态变化重复4次，再重复另一侧动作
11. 蝗虫式		· 接虎式还原到四足式后，仰卧于地面 · 双臂伸直靠近头部 · 吸气，双腿和躯干抬高
12. 下犬式		· 屈肘双手放于头部两侧 · 脚后跟踩地，推地，臀部抬高，重心转移
13. 祈祷式		· 双脚走到或跳动双手之间 · 吸气脊柱卷起上半身，双手合十 · 调整呼吸，可停留2~4个呼吸

体式名称	体式	体式要领与连接
1. 坐姿风吹树式		·简单坐姿，吸气双臂向上伸直合十 ·呼气，身体向右侧侧弯，转头看上臂内侧 ·完成另一侧动作
2. 平衡束角式		·束角式准备 ·呼气，双脚慢慢抬起靠近胸部 ·保持脊柱向上延伸
3. 半束角伸展式		·接平衡束角式双脚还原到垫子 ·吸气，右手抓右脚大脚趾 ·呼气，右腿向右侧45°伸直 ·完成另一侧动作
4. 双腿伸展式		·双手同时抓住脚趾 ·呼气，双脚向两侧伸展 ·尾骨压实地面
5. 跪姿伸直式（右侧）		·接上体式，跪立垫子 ·左脚外展，右手撑于右膝外侧 ·呼气向后侧打开躯干
6. 侧平板式（右侧）		·躯干正面朝向正前方 ·右脚朝左脚方向伸直，左脚放置于右脚上方

体式名称	体式	体式要领与连接
7. 平板式		·接右侧平板式，呼气躯干转向地面 ·左手落到垫子上
8. 侧平板式（左侧）		·呼气，躯干转向右侧，右手抬高指向天空
9. 跪姿伸直式（左侧）		·左膝跪地，右臂后展，躯干向左后方伸展
10. 海豚式		·接上体式，还原面对垫子短边跪立 ·吸气躯干前倾，双手前臂贴住地面 ·臀部抬高，双腿伸直，脚后跟落地
11. 战士三式		·双脚走向头部，手臂离地，腰椎脊柱一节节卷起上半身直立 ·双脚前后开立，移动重心到前脚 ·完成另一侧动作
12. 单脚伸直式		·接上体式还原到直立 ·吸气，屈右膝，手抓右脚大脚趾 ·呼气，右腿伸展 ·完成另一侧动作

体式名称	体式	体式要领与连接
13. 坐椅式		· 接上体式还原直立 · 呼气，屈膝，双臂打开上举
13. 祈祷式		· 伸直双腿，调整呼吸，可停留 2 ~ 4 个呼吸

注：序列中每个体式停留 2 ~ 4 个呼吸，可重复该序列 2 ~ 5 次。

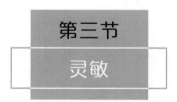

第三节

灵敏

灵敏素质反映了人体的灵活程度，是指人能够迅速改变体位、转换动作和随机应变的能力。灵敏性反映在启动、急停、起跳、变向、躲闪、维持平衡等方面，它取决于大脑皮质的兴奋性、各个器官的工作状态以及对运动动作的熟练程度，应该说灵敏素质和反应速度有着密切的联系，因此对于灵敏性的训练往往结合着反应速度的练习。

发展人的灵敏性，要从提高大脑皮质神经过程的兴奋性，熟练掌握多种运动技能，增强力量、速度、柔韧、平衡和协调能力入手，以使人体适应千变万化的运动环境。瑜伽体式的练习综合了力量、平衡、柔韧、耐力、协调等多方面身体素质的需求。本节的序列组合，帮助我们增强主要肌肉，关节和组织，并在关节中增加整体运动范围来在体内创造更多空间和长度，以此提高身体的灵敏性。

第一组

体式名称	体式	体式要领与连接
1. 简单坐		·脚跟靠近耻骨 ·脊背伸展
2. 猫牛式		·简单坐进入四足式 ·吸气，将骨盆推高肩部下沉后展；呼气，拱背收紧腹部 ·动态完成4次
3. 婴儿式		·臀部后移坐到脚后跟 ·双臂前伸
4. 小狗式		·接上体式还原四足式 ·呼气身体慢慢朝地面前压，伸展手臂
5. 下犬式		·双手放于头部两侧 ·脚后跟踩地，推地，臀部抬高，重心转移

体式名称	体式	体式要领与连接
6. 山式		·双脚走到或跳至双手间，慢慢卷起上半身 ·站立，双脚打开与髋部同宽
7. 高位弓步式（右侧）		·左脚后撤一大步 ·呼气，屈右膝，躯干下沉 ·上臂上举，后脚脚跟离地
8. 战士二式（右侧）		·后脚脚跟落地，脚尖稍外展 ·呼气，手臂侧平举，躯干向侧打开
9. 侧角伸展式（右侧）		·呼气躯干前压，右手放于右脚掌内侧 ·上臂贴于耳朵，保持躯干向前延伸 ·后腿保持伸展
10. 三角式（右侧）		·吸气，右膝伸直 ·呼气，上臂指向天空方向，眼睛看向上手
11. 鹰式		·呼气，躯干还原直立位 ·双脚并拢，慢慢让手臂，双腿缠绕一起 ·完成另一侧动作

体式名称	体式	体式要领与连接
12. 三角式（左侧）		· 双脚打开 4 个脚掌距离 · 呼气，躯干向左侧下压，手落地，转头看向上手
13. 侧角伸展式（左侧）		· 呼气，屈左膝，左手放于左脚掌内侧 · 上臂贴于耳朵，保持躯干向前延伸 · 后腿保持伸展
14. 战士二式（左侧）		· 吸气，躯干直立 · 呼气双臂侧平举 · 眼睛看向左手手指方向
15. 高位弓步（左侧）		· 呼气，躯干转向左膝方向 · 手臂上举，后脚脚后跟离地，脚尖向内转
16. 双角式		· 吸气，伸直左膝，后脚脚跟落地躯干手臂还原直立中正位 · 呼气躯干朝前下压，双手撑地后 · 躯干朝右侧打开，手臂上举 · 完成另一侧动作
17. 平板式		· 吸气双手放于两脚侧 · 双腿后撤

体式名称	体式	体式要领与连接
18. 人面狮身式		·接平板全身落到垫子，俯卧位，手臂放于头部两侧 ·吸气，胸腔朝前打开
19. 半弓式		·还原上体式后，屈右膝，左手抓右脚背 ·呼气抬高躯干，右脚向后打开 ·完成另一侧动作
20. 半蝗虫式		·接上体式还原俯卧垫子，双臂放于身侧 ·呼气臀腿发力，使得腿部离开地面
21. 桥式		·接上体式还原，翻转躯干仰卧 ·屈双膝，抬高臀部、背部 ·双臂在地面，十指交扣
22. 仰卧脊柱扭转式		·接上体式还原仰卧位 ·打开双臂，双膝弯曲；呼气，慢慢放于身体左侧 ·完成另一侧动作
23. 炮弹式		·仰卧位，屈双膝靠近胸腔 ·双手抱出膝盖 ·调整呼吸，放松全身

注：序列中每个体式停留 2 ~ 4 个呼吸，可重复该序列 2 ~ 5 次。

体式名称	体式	体式要领与连接
1. 简单坐		· 脚跟靠近耻骨 · 脊背伸展
2. 简单坐脊柱扭转		· 呼气，躯干转向右侧，左手放于右膝，右手放在身后地面上 · 重复另一侧动作
3. 坐姿头触膝式		· 双腿朝前伸展 · 呼气，屈髋身体朝前下压，双手靠近双脚
4. 束角式		· 双脚底触碰，膝盖压下地面 · 向上延展脊柱
5. 蹲踞祈祷式		· 双脚踩地，双膝打开 · 双手胸腔合十，肘部抵住膝盖内侧，呼气撑开双肘
6. 海豚平板式		· 接上体式双手、膝盖落地四足式过渡 · 前臂放于地面，双腿后展 · 身体成一直线

体式名称	体式	体式要领与连接
7. 眼镜蛇式		· 接上体式还原俯卧地面 · 吸气，上半身抬起，手臂伸展
8. 弓式		· 接上体式还原俯卧地面 · 屈双膝，双手抓脚背 · 呼气，躯干和双腿抬起
9. 下犬式		· 上体式还原俯卧屈肘双手放于头部两侧 · 脚后跟踩地，推地，臀部抬高，重心转移
10. 低位弓步式（右侧）		· 抬高右脚向前踩至双手间 · 后脚膝盖落地 · 吸气，躯干伸直手臂抬起
11. 半金字塔式（右侧）		· 呼气上个体式还原，臀部后推 · 前腿伸直，屈髋身体下压
12. 单腿睡鸽式（右侧）		· 吸气抬起躯干，右小腿膝盖放于地面，后腿向后延展落地 · 呼气，躯干前压，手臂向前伸展
13. 穿针引线式（右侧）		· 上体式还原到四足式 · 左手穿过躯干右侧，继续向前延伸

体式名称	体式	体式要领与连接
14. 下犬式		·上体式还原，屈肘双手放于头部两侧 ·脚后跟踩地，推地，臀部抬高，重心转移
15. 低位弓步（左侧）		·保持体式连接流畅
16. 半金字塔（左侧）		·保持体式连接流畅
17. 单腿睡鸽式（左侧）		·保持体式连接流畅
18. 穿针引线式（左侧）		·保持体式连接流畅
19. 兔子式		·上体式还原后，双手抓脚底 ·呼气，臀部抬高，头部沿额头到头顶慢慢滚动
20. 婴儿式		·臀部后移坐到脚后跟 ·双臂前伸，调整呼吸，全身放松

注：序列中每个体式停留2～4个呼吸，可重复该序列2～5次。

第四节

柔韧

反映的是人体在运动中能够完成大幅度动作的能力。这项能力的不足可直接影响学习高难度技术动作，也会有碍于其他素质的发展和提升，因此也是非常重要的一项。决定柔韧素质的基础为关节的骨构造、关节周围神经组织的体积和跨关节的肌肉、韧带、皮肤的伸展性，等等。骨骼肌的物理特性其中一项为伸展性，伸展性的高低对柔韧性有直接的影响。因此在锻炼后，要留有一定的时间或者在平时训练当中要有专门的拉伸练习，其目的就是提升肌肉的伸展性，继而提高柔韧素质。

提及瑜伽人们往往与拉伸一词相挂钩，从体式表象来看，瑜伽需要身体大幅度的肢体伸展，因此柔韧性是瑜伽练习不可或缺的身体素质之一。很多瑜伽初学者总是担心自己身体太硬，不适合练瑜伽。事实上，越是僵硬越需要练瑜伽，让身体在体式中慢慢打开、变得柔软而又有力量。身体不是一天两天变僵硬的，所以，打开身体需要耐心，但如果练得对，柔韧度是可以较快提高的。本节学习的序列组合，针对身体不同部位进行伸展和力量建立。

第一组

体式名称	体式	体式要领与连接
1. 山式		·站立，双脚打开与髋部同宽 ·建立稳固的基础
2. 手臂上举式		·手臂上举，深呼吸，拉伸躯干前侧

体式名称	体式	体式要领与连接
3. 站立前屈式		· 呼气，挤压腹部 · 拉伸腿部后侧肌群
4. 眼镜蛇式		· 接上体式还原俯卧地面 · 吸气，上半身抬起，伸展手臂
5. 下犬式		· 勾脚尖，臀部上推 · 呼气，重心来到双脚双手之间 · 脊柱向上延展
6. 高位弓步（右侧）		· 左脚后撤一大步 · 呼气，屈右膝，躯干下沉 · 上臂上举，后脚脚跟离地
7. 金字塔式（右侧）		· 吸气，躯干还原至正中位，前脚膝盖伸直，后脚脚跟落地 · 双手背后合十，呼气，躯干向前压
8. 三角式（右侧）		· 吸气，躯干还原至中立位，后脚尖外展 · 呼气，躯干下压，上臂指向天空方向，眼睛看向上手

体式名称	体式	体式要领与连接
9. 三角转动式（右侧）		·呼气躯干还原面对垫子，上手还原到垫子 ·呼气，左手放于右脚外侧，躯干朝右侧转动 ·呼气，右臂上举
10. 下犬式		·脚后跟踩地，臀部上推 ·呼气，重心来到双脚双手之间 ·向上延展脊柱
11. 高位弓步（左侧）		·保持体式连接流畅
12. 金字塔式（左侧）		·保持体式连接流畅
13. 三角式（左侧）		·保持体式连接流畅

体式名称	体式	体式要领与连接
14. 三角转动式（左侧）		·保持体式连接流畅
15. 花环式		·接上体式躯干还原至正中位 ·双脚开立与髋部同宽，屈膝下蹲 ·呼气体前屈双手绕过脚踝抓脚后跟
16. 简单坐脊柱扭转式		·简单坐姿，呼气，躯干转向右侧，左手放于右膝，右手放在身后地面上 ·完成另一侧动作
17. 坐姿头侧触膝式		·接上体式，向右侧打开右腿 ·呼气，身体面朝前方侧弯 ·完成另一侧动作
18. 坐角式		·双腿分开到个人最大幅度 ·呼气屈髋，身体朝前压，双手向前伸直
19. 简单坐		·接上体式，躯干还原至正中位 ·屈双膝，调整呼吸

注：序列中每个体式停留 2 ~ 4 个呼吸，可重复该序列 2 ~ 5 次。

体式名称	体式	体式要领与连接
1. 婴儿式		·双膝分开，躯干贴向地面
2. 猫牛式		·简单坐进入四足式 ·吸气，将骨盆推高，肩部下沉后展 ·呼气，拱背腹部收紧 ·动态完成4次
3. 低位弓步（右侧）		·右脚向前踩至双手间 ·后脚膝盖落地 ·吸气，躯干挺起，手臂伸直
4. 低位弓步转体（右侧）		·接上体式呼气，双手合十 ·躯干向右侧转动，左肘放于右膝外侧
5. 战士一式（右侧）		·接上体式，躯干回正，吸气躯干挺起 ·后腿伸直，脚尖外展，脚跟落地 ·手臂上举

体式名称	体式	体式要领与连接
6. 下犬式		·接上体式，躯干下压，右脚后移，臀部上推 ·呼气，重心来到双脚双手之间 ·向上延长脊柱
7. 低位弓步（左侧）		·保持体式连接流畅
8. 低位弓步转体（左侧）		·保持体式连接流畅
9. 战士一式（左侧）		·保持体式连接流畅
10. 山式		·后脚向前收，落下手臂 ·站立，双脚打开与髋部同宽
11. 站立前屈式		·呼气，屈髋，身体下压，挤压腹部

体式名称	体式	体式要领与连接
12. 平板式		· 吸气双手放于两脚侧 · 双腿后撤
13. 坐姿头触膝		· 接上体式，膝盖落地，翻转躯干坐姿准备 · 呼气，屈髋身体朝前下压，双手靠近双脚
14. 仰卧手抓脚趾式		· 接上体式仰卧于垫子上 · 屈右膝，右手抓右脚大脚趾，呼气，右腿伸直 · 完成另一侧动作
15. 仰卧脊柱扭转式		· 接上体式还原仰卧位 · 打开双臂，双膝弯曲；呼气，慢慢放于身体左侧 · 完成另一侧动作

注：序列中每个体式停留 2 ~ 4 个呼吸，可重复该序列 2 ~ 5 次。

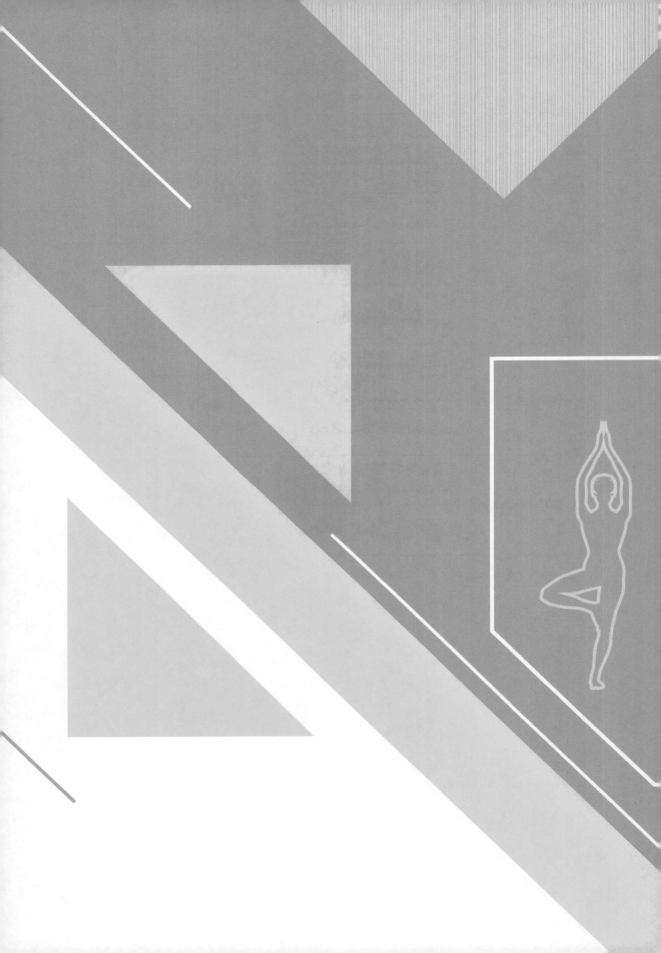

08

第八章
体态改善序列

　　瑜伽经过千年的演变，现代瑜伽开始成为内外兼修的健身方式。长期练习瑜伽的人一定能看到自身的变化：皮肤更紧致、体态更优雅、身心更健康。瑜伽的塑型和提升气质的功效显而易见。因为瑜伽是一个很系统、很精妙的功能训练体系。瑜伽的训练动作有很好的整体性，没有孤立的针对单个部位或单块肌肉的训练，同时，强调呼吸和体式的配合，强调脊柱的位置。从功能性角度上看，瑜伽几乎不会对关节造成冲击，并且更加重视肌肉耐力、柔韧性和关节灵活性的提高，能够帮助肌肉的拉伸放松、修正练习者的体态，给普通健身者带来实用的健身效果。

人的身体姿态，影响着肌肉、骨骼系统的每一个细节。生活中疼痛状况的发生，几乎都与姿势的错误有关，培养良好的身体运动习惯，是非常重要的。而培养良好体态的解剖根基，在于肌肉骨骼的平衡状态，在此平衡状态下，不论从事何种活动，支撑身体的架构都可免受伤害，甚至免受老化的影响。我们必须对自己的身体有所了解与觉察，对自己姿势的觉察能够强化我们对良好体态的了解，维持自身良好的肌肉骨骼功能。在本章节中我们将以生活中最常见的主要体态问题为例，了解这些体态的成因，学习改善这些体态问题的序列组合，以帮助练习者促进并打造更好的体态。

第一节

改善肩颈

　　当今社会一种常见且严重的体态问题就是头颈前探。这是长时间保持不良的身体姿态所导致的。这种姿态习惯会导致头痛、疲劳、肩颈痛和睡眠问题，也会造成呼吸问题，进而引发焦虑等一系列心理问题。

　　头颈前探是指头的位置向前探出了身体其他部位，特别是颈部向前屈伸的时候会出现这种情况，比如说低头读书，用键盘打字，或者用手机发信息，给颈部肌肉增加了压力，因为这些肌肉不得不承担头的重量。颈部保持向前屈伸状态，仰头向上看眼前的东西，此时对颈部的压力更大。比如说走在街上时眼睛盯着手机，在键盘上打字时眼睛向上看电脑屏幕。仰头的动作会强烈收缩头底部的肌肉及枕下神经，长期收缩的话，会挤压颈部肌肉神经，造成头痛进而影响视力。

　　头颈前探的自测：头前探的程度可以用颧骨超过胸骨上端的距离来衡量。颧骨不超过胸骨上端3cm是正常的，这样颈部骨骼可以保持自然的曲线，头在脊柱上端轻盈地平衡，不会给颈部肌肉造成太大压力。头一旦超过了胸骨上端3厘米，颈部肌肉承受的压力就比较大了，因为需要更大的力气支撑头部。头偏离身体中心越远，就越沉重，就好像手臂前伸举着一本书，会比靠近身体时捧着书更沉重，受力更大。随之而来的颈部就会疲劳、紧张、僵硬，身体呼吸的空间也会缩小，因为前探头会造成胸腔塌陷。

颈部有两套肌肉群，保持脊柱上方头的正位（当然还有其他肌肉控制头颈的许多运动）。一组深层肌群通常叫作"竖脊肌"，它可以称为我们的"正位肌肉"，它的作用是保持脊柱立直，包括保持颈部和身体其他部位正位。要克服前探头，需要加强竖脊肌。头根基部位的另一组肌群旨在控制头的倾斜和旋转。这些负责倾斜的肌肉叫作枕下神经，在我们用脖子的时候它必须能"独立"于颈部状态之外工作。枕下神经使头能细微精准地跟随眼睛的运动，当颈部因为负责正位的肌肉虚弱而错位时，负责倾斜的肌肉就会承受压力，变得紧张，转头时都会造成肩膀紧张，身体会跟着头一起转。要通过加强负责正位的肌肉实现颈部正位，负责倾斜的肌肉需要释放紧张。

本节序列中的练习会启动正位肌肉，释放倾斜肌肉的紧张，给颈部提供牵拉，同时让头倾斜进入合适的姿势。释放肩膀紧张，打开胸腔，同时让头回到正位。建议从现在开始进行有规律的习练，最好每天坚持练一次，或者至少每周三次。

体式名称	体式	体式要领与连接
1. 简单坐		·脚跟靠近耻骨 ·脊背伸展
2. 闪电式变体（动态）		·跪立姿态面对垫子短边 ·吸气，左手举起指向天空方向，右臂屈肘手背贴后背 ·呼气，手臂下落，臀部后坐，额头贴地面；臀部坐到脚后跟 ·吸气，举起右手还原躯干 ·继续另侧动作，每边各完成2次
3. 眼镜蛇边式（动态）		·接上体式，俯卧于垫子 ·额头贴在左手背上，右臂屈肘手背放后背 ·吸气，胸部挺起 ·完成另一侧动作

体式名称	体式	体式要领与连接
4. 猫式-婴儿式（动态）		·接上体式还原到四足式，吸气，背部下沉，弯曲脊柱 ·呼气，收腹部，拱背，臀部后推坐到脚后跟 ·额头贴于地面 ·动态完成4次，保持流畅呼吸
5. 站立前屈式-站立半前屈式（动态）		·接上体式，还原到站立姿态 ·呼气，屈髋，身体向前折叠，胸部靠近腿部，双手放于脚后跟 ·吸气，双手移动到垫子上，向前打开胸腔 ·呼气胸腔靠近腿部，动态完成4次
6. 三角式（动态）		·接上体式，还原到站立姿态 ·两脚打开4个脚掌距离，三角式体式完成，呼气，头部转向地面看手的方向 ·吸气，上侧手臂靠近头部，脸转向天空方向看向上手 ·动态完成4次，完成另一侧动作

体式名称	体式	体式要领与连接
7. 闪电式（动态）		·接上体式还原到跪立姿态面对垫子短边 ·吸气，双臂屈肘手背贴后背 ·呼气，臀部后坐，额头贴地面；臀部坐到脚后跟 ·吸气，脊柱一节节卷起，还原躯干到跪姿位 ·动态完成4次
8. 简单坐脊柱扭转		·呼气，躯干转向右侧，左手放于右膝，右手放在身后地面上 ·重复另一侧动作
9. 坐姿头触膝式（动态）		·接上体式还原到手杖式，双腿朝前伸展 ·呼气，屈髋身体朝前下压，双手靠近双脚 ·吸气，双手抓住脚底，胸部挺起，远离腿部，延展脊柱 ·动态完成4次

体式名称	体式	体式要领与连接
10. 桥式变体（动态）		·接上体式还原到仰卧位，双腿屈膝，脚底踩地 ·吸气，右脚踝放于左膝上方 ·呼气，臀部抬起，背部抬高离开地面 ·双臂在背后十指交握 ·吸气，躯干还原到地面，动态完成4次 ·完成另侧动作
11. 炮弹式（动态）		·接上体式还原到仰卧姿态 ·吸气，屈双膝，远离胸部，双手扶住膝盖，背部紧贴垫子 ·呼气，双手将双膝拉近胸部，挤压腹部 ·动态完成4次
12. 大休息		·仰卧地面，调整呼吸

第二节

驼背修正

很多肩颈区域的问题，在生理解剖学上被称为上交叉综合征。这是由于长时间低头、含胸、弓背等不良姿势或过度锻炼肌肉造成了相应部位肌肉的不平衡。这些多发生于肩颈、中上背区域，而驼背正是其表现之一。

人体的上交叉区域，如同大写的字母"X"。其中一条轴线是较紧的肌肉，另外一条是较弱的肌肉。"僵紧的肌肉轴线"从上背部发起，贯穿上斜方肌和肩胛提肌，向下直至胸上肢肌—包括胸大肌和胸小肌在内。"虚弱的肌肉轴线"从中背虚弱处发起，贯穿下斜方肌、大菱形肌、小菱形肌、肩胛下肌和前锯肌，向上直至深层颈屈肌，包括胸锁乳突肌、头长肌、颈长肌和前斜角肌。

在上交叉综合征患者的姿势变化中，容易出现颈椎前凸增加、头前伸（探头）、胸椎后凸增加（驼背）的现象，并伴随习惯性耸肩、扣肩。

我们在低头垂肩和弯腰拱背的姿势下，颈部向前弯曲日益加深，导致头部向前突出，严重时甚至会探向胸腔。当我们保持圆背扣肩的状态，肩胛骨大大地展开，肩部的灵活度和活动范围就会在很大程度上受限，肩周区域和手臂肌肉就会容易产生代偿。这会导致颈部和手臂疼痛反复发作，通常伴随双臂发麻和运作。由此，人体更易建立起一种深长缓慢、自由深呼吸的模式。肩关节软骨退化。如果我们的身体觉知能力很弱，平时又很不注意自己的生活习惯，在现代生活方式中做很多事情都易引发上交叉综合征，比如阅读、开车、以及习惯性驼背行走坐立等。

不仅如此，规律的瑜伽练习，有助于塑造直立挺拔的脊柱、强健的四肢与开阔的胸腔。在站立或者坐立中，保持脊柱直立的姿态，能够稳定地支撑头部。另外，让胸腔打开上提以后，人体的呼吸肌就能够更加顺畅、更有节律地运作。由此，人体更易建立起一种深长缓慢、自由深呼吸的模式。这种呼吸模式可以为体内带来更多的氧气和能量补给。轻松而有深度的呼吸节奏，也会很好地支持神经系统和循环系统，让氧气从进入肺部、被血液吸收，最后到进行全身循环所需的身体能量的损耗。本节将跟大家分享一个唤醒、激活肩颈肌群的理疗的序列组合，能够帮助练习者逐渐释放紧张肌肉和活动受限部位，帮助恢复中正位，强化薄弱的肌肉组织。建议从现在开始进行有规律的练习，最好每天坚持练一次，或者至少每周三次，帮助自己提升并强健脊柱和胸腔，缓解上交叉综合征，让胸腔、肩颈变得轻盈、灵活。

体式名称	体式	体式要领与连接
1. 简单坐		·脚跟靠近耻骨 ·脊背伸展
2. 简单坐牛面式		·吸气，伸右手向上伸展，屈肘，将手掌放于上后背 ·抬左臂，屈左肘，左前臂贴于后背，手背贴于后背 ·完成另侧动作
3. 下犬式		·接上体式四足式准备，臀部上推，伸展双臂 ·呼气，重心来到双脚双手之间 ·向上延长脊柱
4. 平板式		·吸气双手放于两脚侧 ·双腿后撤
5. 八体投地式		·呼气，重心微微前移，脚背膝盖点地，腹肌收紧 吸气，双肘紧贴身体两侧，呼气，屈肘推胸于两手之间，臀部不动，胸腔、下巴着地
6. 人面狮身式		·接上体式，全身落到垫子，俯卧位准备，手臂放于头部两侧 ·吸气，胸腔朝前打开，小臂贴住地面

体式名称	体式	体式要领与连接
7. 弓式		·接上体式还原俯卧地面 ·屈双膝，双手抓脚背 ·呼气，抬起躯干和双腿
8. 小狗伸展式		·接上体式还原四足式 ·呼气身体慢慢向地面前压，伸展手臂
9. 战士一式（右侧）		·接上体式，右脚向前踩在双手间，吸气，抬起躯干 ·后腿伸直，脚尖外展，脚跟落地 ·手臂上举
10. 战士二式（右侧）		·呼气，手臂侧平举，躯干向右侧打开
11. 侧角伸直式(右侧)		·呼气躯干前压，右手放于右脚掌内侧 ·上臂贴于耳朵，保持躯干向前延伸 ·后腿保持伸展
12. 小狗伸展式		·接上体式还原四足式 ·呼气身体慢慢向地面前压，伸展手臂

体式名称	体式	体式要领与连接
13. 战士一式（左侧）		·保持体式连接流畅
14. 战士二式（左侧）		·保持体式连接流畅
15. 侧角伸直式（左侧）		·保持体式连接流畅
16. 婴儿式		·呼气，躯干面对地面，双手撑地 ·膝盖落地，双膝分开，臀部后坐直到脚后跟，躯干贴向地面
17. 反向平板式		·接上体式，躯干还原正中位，伸展双腿，手杖式准备 ·吸气，身体向后倾斜 ·呼气：抬起髋部向上成反向四足式，双腿依次向前伸直
18. 桥式		·接上体式还原仰卧准备 ·屈双膝，臀部、背部抬高 ·双臂在地面，十指交扣
19. 大休息		·仰卧地面，双脚打开与髋部同宽 ·调整呼吸

第三节

调整脊柱

　　人作为一个个体在离开母体环境后，身体会在呼吸和重力的作用下发展变化，脊椎长时间偏离中立的状态会导致驼背或脊椎侧弯。脊柱侧弯不仅造成脊柱的弯曲和肋骨错位，还会导致肩膀和髋部扭曲，身体重心发生转移。除了外形异常，也常常出现疼痛和心肺并发症（因为心脏和肺部受到压迫而产生）。脊柱侧弯者的脊柱在下背部从左到右形成 S 弯曲（或者是倒 S），同时脊柱后侧朝着 S 的凹陷侧扭转，导致肋腔扭曲，背部两侧不均衡（要观察这个效果，可以把一根软管弯成 S 形，观察它会如何扭转）。

　　当这种弯曲发生在中背部区域，肋骨压迫脊柱的凹陷侧，在突出侧分开。在凹陷侧，附着的肋骨被推向两侧和前方；而在突出侧，肋骨会朝着脊柱塌陷，向后运动，从而形成肋腔典型的扭转。突出侧的肋骨往往向后戳出去，戳出的部分常常会形成紧张疼痛的肌肉组织肿块。

　　脊柱侧弯可以分为两种：结构性脊柱侧弯。结构性脊柱侧弯更为严重。它是椎体两侧不平衡生长而造成的侧弯，通常在青春期出现。大约 70% 的结构性脊柱侧弯属于特发性，医生无法解释形成的原因。功能性脊柱侧弯仅影响背部肌肉，不会在结构层面带来身体改变，产生的原因可能是姿态不正确或重复从事不平衡的活动（如总是在身体一侧拿书）。功能性侧弯比结构性侧弯更常见，但因为弯曲程度较小不太容易被发现，而且功能性侧弯几乎都是可逆的。

　　要判断脊柱侧弯究竟属于功能性脊柱侧弯还是结构性脊柱侧弯，从髋部开始身体前屈。如果站立时可以看到的横向弯曲在此时消失了，那说明这种侧弯属于功能性脊柱侧弯；如果弯曲仍然存在，说明侧弯影响了肋骨和脊柱的结构，那就属于结构性脊柱侧弯。

　　瑜伽是一个很系统、很精妙的功能训练体系。瑜伽的训练动作有很好的整体性，没有孤立的针对单个部位或单块肌肉的训练，同时强调呼吸和体式的配合，强调脊柱的位置。在本节序列组合重点以双腿、双脚、脊柱、腰肌、肩胛骨、腹肌和胸腔这几处为重点，有助于缓解脊柱不适，帮助脊柱正位。建议从现在开始进行有规律的练习，最好每天坚持练一次，或者至少每周三次，加强拉长脊柱，打造背部和肋骨的平衡，放松背部紧张的肌肉。

体式名称	体式	体式要领与连接
1. 简单坐		· 脚跟靠近耻骨 · 脊背伸展
2. 简单坐脊柱扭转		· 呼气，躯干转向右侧，左手放于右膝，右手放在身后地面上 · 重复另一侧动作
3. 猫牛式		· 简单坐进入四足式 · 吸气，将骨盆推高，肩部下沉后展 · 呼气，拱背收紧腹部 · 动态完成4次
4. 平板式		· 吸气双手放于两脚侧 · 双腿后撤
5. 眼镜蛇式		· 接上体式还原俯卧地面 · 吸气，抬起上半身，手臂伸展
6. 下犬式		· 双手放于头部两侧 · 脚后跟踩地，推地，臀部抬高，重心转移

体式名称	体式	体式要领与连接
7. 高位弓步式（右侧）		· 右脚向前迈至双手间 · 呼气，屈右膝，躯干挺起 · 上臂上举，后脚脚跟离地
8. 战士二式（右侧）		· 后脚脚跟落地，脚尖稍外展 · 呼气，手臂侧平举，躯干侧向打开
9. 三角转动式（右侧）		· 呼气躯干还原面对垫子，上手还原到垫子 · 呼气，左手放于右脚外侧，躯干朝右侧转动 · 呼气右臂上举
10. 平板式		· 接上体式双手放于右脚两侧 · 呼气，右脚后撤到左脚旁
11. 眼镜蛇式		· 接上体式还原俯卧地面 · 吸气，上半身抬起，手臂伸展
12. 下犬式		· 双手放于头部两侧 · 脚后跟踩地，推地，臀部抬高，重心转移

体式名称	体式	体式要领与连接
13. 高位弓步（左侧）		·保持体式连接流畅
14. 战士二式（左侧）		·保持体式连接流畅
15. 三角转动式（左侧）		·保持体式连接流畅
16. 船式		·接上体式，左手落回垫子，后脚向前踩，屈膝坐姿准备 ·吸气身体微后仰 ·呼气，抬起双腿，手臂前举
17. 滚动式（动态）		·接上体式，保持双脚离地，膝盖靠近胸部 ·吸气，从腰椎开始向后，团身后仰，沿脊柱向后滚动，背部触地 ·呼气，保持团身姿势，沿脊柱一节节离开地面，回到初始位 ·动态完成4次

体式名称	体式	体式要领与连接
18. 仰卧手抓脚趾式		·接上体式仰卧于垫子 ·屈右膝，右手抓右脚大脚趾，呼气伸直右腿 ·完成另一侧动作

第四节

骨盆改善

骨盆是身体最大的一个关节，上方连接着腰椎，是脊柱的基座，下方连接着双腿。所以，骨盆位置的变化会对身体造成很大影响，对体态、平衡性、稳定性至关重要。正位的骨盆可以给脊柱带来正确的伸展方向，引导生命能量向上流动。

如果骨盆区域缺乏觉知，就容易养成错误的用力习惯。骨盆前倾或后倾如果没有及时被调整，它带来的伤害将是持续性累积的，带着一连串潜伏性的伤害。

> 骨盆倾斜的自测：
>
> 靠墙站直，上背部臀部紧贴墙壁：
> 下背部能放进一个手掌，那么姿态基本正常；
> 下背部能放进一个拳头，那么可能是骨盆前倾；
> 下背部一个手掌都放不进去那么可能是骨盆后倾。

骨盆前倾，在躯干保持直立或固定的状态下，骨盆过度前倾是骨盆在髋关节上的短弧转动。为了让躯干及胸部保持直立，骨盆过度前倾通常伴随着腰椎的过度前凸，腰曲变大，腰部后侧肌肉被动收缩，椎体之间的空间变窄，因腰椎是由多节关节组成，而神经是经过脊椎管和脊椎骨侧边的开口（称为椎间孔）的，当脊椎管或椎间孔变窄，就可能压迫到神经，而这些神经又支配下肢的活动能力，当神经受到压迫时，髋部和腿部会感到不适或疼痛，同时会给挤压腰椎，易形生腰椎区域的压力和疼痛；骨盆后倾，与骨盆前倾相反，骨盆后倾最直观的就是，腰椎和骨盆之间的弧度变直，髂腰肌、腰背部肌肉弱，上腹部大腿后侧腘绳肌僵硬，导致一系列的体态问题，臀部扁平、驼背、懒散无力，多发生在中老年和缺乏运动的年轻人群中。骨盆的后倾使得胸腔塌陷、驼背、压力集中到下背部，会产生腰骶和骶髂区域的疼痛，尤其会带给下腹部生殖系统很大压力，影响生殖系统的健康。

在本节中将针对骨盆及周围区域的肌肉群进行有针对性的加强肌肉力量与拉伸放松，帮助练习者找到骨盆正位的觉知。建议从现在开始进行有规律的练习，最好每天坚持练一次，或者至少每周三次。

体式名称	体式	体式要领与连接
1. 简单坐		·脚跟靠近耻骨 ·脊背伸展
2. 简单坐脊柱扭转		·呼气，躯干转向右侧，左手放于右膝，右手放在身后地面上 ·重复另一侧动作
3. 猫牛式（动态）		·简单坐进入四足式 ·吸气，骨盆推高，肩部下沉后展，呼气，拱背，腹部收紧 ·动态完成4次

体式名称	体式	体式要领与连接
4. 虎式（动态）		· 双膝落地，四足式过度 · 吸气，团身，屈膝，手抓膝盖 · 呼气延展手臂和腿部 · 动态变化重复4次，再重复另一侧动作
5. 平板式		· 吸气双手放于两脚侧 · 双腿后撤
6. 侧平板式		· 接上体式，躯干转向右侧转开 · 右脚放置于左脚上方，右手指向天空 · 完成另一侧动作
7. 反向平板式		· 接上体式，躯干还原正中位，伸展双腿，手杖式准备 · 吸气，身体向后倾斜 · 呼气，髋部抬起向上成反向四足式，双腿依次向前伸直
8. 半弓式		· 还原上体式后，俯卧在垫子，屈右膝，左手抓右脚背 · 呼气，躯干抬高，右脚向后打开 · 完成另一侧动作

体式名称	体式	体式要领与连接
9. 蝗虫变体（动态）		·接上体式仰卧位准备，吸气，胸腔和双腿抬起，同时双手伸展靠拢，双腿打开 ·呼气，屈肘，后背和肩胛骨加紧，双腿并拢 ·动态完成4次
10. 船变体（动态）		·接上体式，坐姿准备，吸气身体微后仰，双腿抬起，手臂前举 ·呼气，向右侧转动腰腹胸腔，双臂向上打开，保持臀部不动 ·重复另一次动作，动态完成4次
11. 桥式变体		·接上体式还原到仰卧位，双腿屈膝，脚底踩地 ·吸气，右脚踝放于左膝上方 ·呼气，臀部抬起，背部抬高离开地面 ·双臂在背后十指交握 ·吸气，躯干还原到地面，动态完成4次 ·完成另侧动作
12. 大休息		·仰卧地面，双脚打开与髋部同宽 ·调整呼吸

腿形调整

生活中常见的腿形问题如"X"形腿"O"形腿"长短腿"等,并非简单的外观形态问题,而是下肢在支撑和移动的功能上的问题。从运动功能来说,下肢位于人体的最下端具有承载和负重作用,具有保持身体平衡,减少日常生活中跌倒事故的功能;下肢肌肉具有收缩和舒张功能、关节活动功能,因此具备良好稳定和维持正常行走的功能。而下肢的这些功能可以有效地控制和防范下肢因为做功过度而导致的损伤风险。在体育运动中良好的下肢形态与功能能够起到提高运动能力的效果。所以说保持正常的下肢形态是十分重要的。

从医学来说,下肢形态可以分为正常下肢形态和异常下肢形态。将双腿自然伸直,两脚踝内侧相并,同时两膝关节内侧也相并拢,双腿并拢之间无明显空隙称为正常下肢形态,这种正常的下肢形态符合下肢力线的分布,在日常运动和生活中能够更好地保证动作的完成质量和完成效率。异常下肢形态包括:髋内、外翻下肢形态;膝内、外翻下肢形态;足内、外翻下肢形态。从外观上人们通常把膝内、外翻分别称为"O"形腿和"X"形腿,同时膝内、外翻也是日常生活中最常见到和在医学上进行手术医治最多的一种不良下肢形态。

膝内翻的概念为:当双腿自然伸直,两踝关节内侧并拢,两膝关节内侧之间相互不能并拢,造成两膝之间存在很大的空隙。这种形态很像英文字母中的"O",所以也被人们称为"O"形腿。医学一般将膝内翻形态中两膝之间的距离,作为评判膝内翻严重程度的评判标准:膝内翻两膝之间距离为 0 ~ 3cm 为轻度膝内翻;两膝之间距离为 3 ~ 6cm 为中度膝内翻;当两膝之间距离超过 6cm 以上为重度膝内翻形态。

膝外翻的概念为:当双腿伸直,两膝内侧关节相互靠拢,但是两足踝内侧不能并拢,造成两足踝内侧间存在很大的空隙。这种形态很像英文字母中的"X",所以也常被人们俗称为"X"形腿。在医学中一般将膝外翻形态中两足踝之间的距离,作为评判膝外翻严重程度的评判标准;当两足踝内侧之间的距离为 0 ~ 3cm 为轻度膝外翻;当两足踝内侧之间的距离为 3 ~ 6cm 为中度膝外翻;当两足踝内侧之间的距离为 6cm 以上则为重度膝外翻。

导致腿形问题的成因有许多，主要与髋部、腿部肌肉、膝关节、踝关节、足部对位、运动轨迹等息息相关，继而影响下肢等形态与功能。本节的序列组合将加强髋关节、膝关节、踝关节的运动功能，强度下肢的对位，加强薄弱部分的肌肉力量与拉伸。建议从现在开始进行有规律的练习，最好每天坚持练一次，或者至少每周三次，以此来改善腿形问题。

体式名称	体式	体式要领与连接
1. 猫式压脚踝		·猫式体式，吸气，微微勾脚踝，并用力将胫骨压向地面
2. 侧平板		·接上体式，躯干转向右侧转开 ·右脚放置于左脚上方，右手指向天空 ·完成另一侧动作
3. 下犬式		·双手放于头部两侧 ·脚后跟踩地，推地，臀部抬高，重心转移
4. 三角式		·接上体式，左脚踩两手间 ·呼气，左膝伸直躯干转向右侧，右手打开指向天空转头看向上手 ·完成另一侧动作

体式名称	体式	体式要领与连接
5. 双角式		·接上体式，躯干还原到中正位，脚尖朝间 ·呼气，屈髋身体前倾，头顶找地面，双手放于双脚间
6. 鹰式		·接上体式，双脚并拢，山式准备 ·吸气，慢慢抬手臂交叠，双腿缠绕在一起 ·保持深长呼吸 ·完成另一侧动作
7. 侧偏侧伸展		·接上体式还原到束角坐姿，保持骨盆稳定 ·吸气右髋外旋外展，伸直右腿 ·左脚全脚掌落地，躯干右腿上方侧弯左手抓脚底，右臂伸直靠近脸部抓脚趾 ·完成另一侧动作
8. 半英雄前屈		·接上体式还原到坐姿手杖式 ·吸气，折叠右小腿靠近右大腿外侧 ·呼气，屈髋身体向前折叠，腹部胸腔靠近左腿，双手环脚底 ·完成另一侧动作
9. 仰卧半英雄		·接上体式，保持右腿胫骨压住地面 ·呼气，双手肘撑地，躯干平躺在垫子上 ·伸直左腿和躯干前侧 ·完成另一侧动作
10. 仰卧手抓脚趾式		·接上体式仰卧于垫子 ·屈右膝，右手抓右脚大脚趾，呼气伸直右腿 ·完成另一侧动作

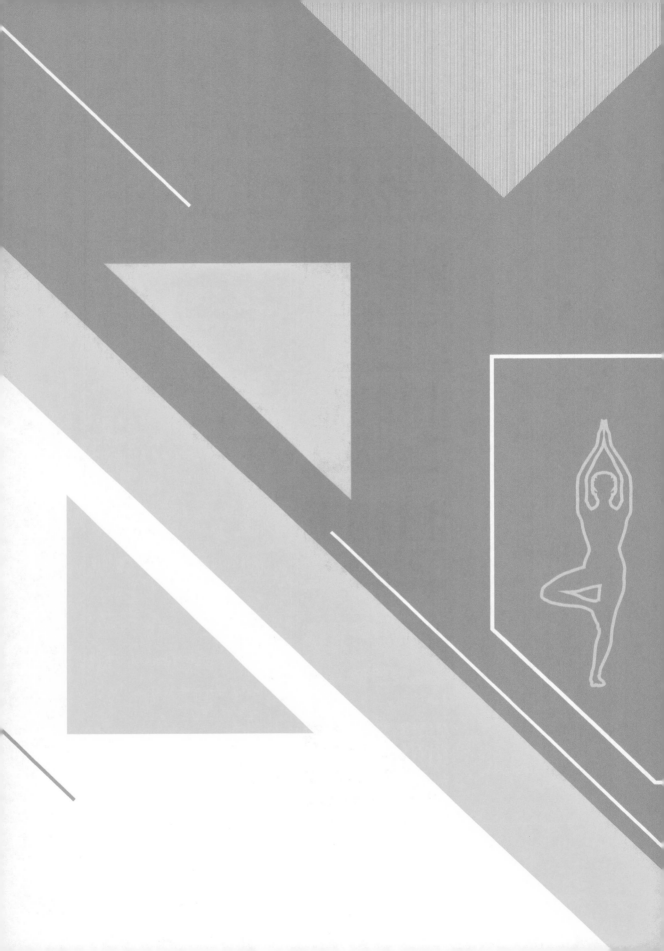

第九章
修复舒缓序列

　　瑜伽在带给我们身体顺位的同时，也带给我们内在脏腑器官的顺位和情绪的顺位。瑜伽有着科学严谨的练习方法，有着梳理情绪的内观法则，令我们从身形到心灵逐步改变。瑜伽提供了不可替代的情绪释放价值，以至于能够促成现代人喜爱的健康生活方式。

瑜伽练习中包含了多种类型的呼吸方式：胸式呼吸、腹式呼吸和完全呼吸。不同的体式下，由于腹腔和胸腔的形状、大小不同，所以会应用不同的呼吸方式，这就加强了对胸腔和腹腔深层肌肉群的控制，最终实现放松习惯性紧张和功能性失调的身体的目的。在练习放松时，除了用于呼吸的膈膜外，人体所有肌肉和激活它们的运动神经元的活动水平都会降低。呼吸频率也会降低。有规律地习练瑜伽，除了会让人有更强的身体觉知，还会让人学会检查和更好地识别情绪，让个体感受到一种"超脱"与肉体进入精神层面的感觉。这不仅能够帮助心态的平和，释放工作、生活的压力，还能有效降低皮质醇水平，更加有效地达到减脂瘦身、修复躯体、舒缓神经的作用。本章节中我们针对生活中经常遇到的身体状态进行有针对性的修复练习。

第一节

晨间唤醒

众所周知早睡早起有益健康，但也常出现早起困难症：睡眼惺忪、起床低气压、精神萎靡、忙乱不堪成了很多人的常态，消耗着我们的精气神。

晨间瑜伽将改善我们的血液循环，将氧气输送到全身，让精力充沛。晨起例行拉伸还可以使肌肉和关节更活络，让全天的活动都轻松自如，同时防止受伤。有很多简单的拉伸运动在床上就能完成。比如仰卧伸展腿等拉伸运动可以放松腿部肌肉。一些简单的练习，例如缓慢温和地从一边到另一边转动你的脖子也很好。总之，晨间拉伸可以唤醒身体，释放内啡肽，给你带来更多的能量，还能减轻压力，让你一天都活力满满。

晨练瑜伽除了能增强活力以外，还能够充分活动僵硬的身体，促进血液循环，人也会变得越来越开朗和自信，生活、工作也会愈发得心应手。

本节中这套简单的瑜伽序列将打开身体，平静心灵。每个姿势保持 5 ～ 10 个缓慢、稳定的呼吸，记得练习另一侧，以保持躯体肌肉和神经的平衡。

体式名称	体式	体式要领与连接
1. 炮弹式		· 仰卧位，屈双膝靠近胸腔 · 双手抱住膝盖 · 调整呼吸
2. 仰卧脊柱扭转式		· 打开双臂，双膝弯曲；呼气，慢慢放于身体左侧 · 完成另一侧动作
3. 坐姿风吹树式		· 接上体式来到简单坐姿，吸气双臂向上伸直合十 · 呼气，身体向右侧侧弯，转头看上臂内侧 · 完成另一侧动作
4. 坐姿头触膝式		· 双腿朝前伸展 · 呼气，屈髋身体朝前下压，双手靠近双脚
5. 猫牛式		· 简单坐进入四足式 · 吸气，将骨盆推高肩部下沉后展 · 呼气，拱背收紧腹部 · 动态完成 4 次

体式名称	体式	体式要领与连接
6. 下犬式		· 脚后跟踩地，抬高臀部，转移重心 · 呼气，外旋双臂，十指用力推地
7. 单腿睡鸽式		· 吸气抬右脚来到双手间，右小腿膝盖放于地面，后腿向后延展落地 · 呼气，躯干前压，向前伸展手臂 · 双手收回，躯干臀部抬起，右脚还原后完成另一侧动作
8. 花环式		· 接上体式躯干还原正中位 · 双脚开立与髋部同宽，屈膝下蹲 · 呼气，体前屈，双手绕过脚踝抓脚后跟
9. 蝴蝶式（动态）		· 双脚底触碰，膝盖压向地面 · 向上延展脊柱 · 轻轻震动，膝盖上下移动 · 完成10次动态动作
10. 坐姿半鱼式		· 双腿伸直，屈左膝跨至右膝外侧 · 呼气，身体向左侧扭转 · 完成另侧体式
11. 桥式		· 接上体式还原，翻转躯干仰卧 · 屈双膝，臀部、背部抬高 · 双臂置于地面，十指交扣
12. 快乐婴儿式		· 接上体式后屈膝，双腿靠近胸腔 · 双手从大腿内侧抓住大脚趾 · 呼气，双膝打开并朝地面方向按压 · 调整呼吸，放松全身

平衡情绪

情绪是我们的内心感受在生理上的一种表现,它来自一个人内心世界的最真实的感受。它没有好坏之分,只有建设性和破坏性之分,或者舒适与不舒适之分,我们在有不舒适的情绪的时候可以通过瑜伽练习来平衡或化解。

情绪也是会影响身体状态的,练习瑜伽可以帮助释放和稳定情绪,如果你今天脾气急躁情绪激动,建议练习阴瑜伽平衡能量,而如果你消沉、情绪低落时,可以尝试练习力量瑜伽提升能量,瑜伽练习改善了精神和情绪,提高了我们处理困难情绪和创伤的能力,情绪也随之会有被释放和表达的安全感。

通过本节瑜伽序列的练习,我们挖掘更多储存在深层的情绪将它们带到表层并从身体中释放出来。在练习过程中注重深长而匀速的呼吸,当呼吸柔和下来,我们就容易感受并关注内心的微妙能量,增加了对身体的察觉和感受,对情绪能量有了更的察觉,能量通道就会愈发畅通,从而提高了我们情绪流动的能力。

体式名称	体式	体式要领与连接
1. 简单坐		·脚跟靠近耻骨 ·脊背伸展
2. 坐姿风吹树		·接上体式来到简单坐姿,吸气,双臂向上伸直合十 ·呼气,身体向右侧侧弯,转头看上臂内侧 ·完成另一侧动作

体式名称	体式	体式要领与连接
3. 半鱼脊柱扭转式		· 左脚脚后跟靠近骶骨，右脚后跟靠近臀部 · 呼气躯干转向左侧右手放在左膝，左手放在后侧 · 完成另一侧动作
4. 英雄坐变体		· 从上体式来到英雄坐姿 · 双臂在后背十指交扣 · 呼气抬头看天空
5. 婴儿式变体		· 接上体式，保持不变 · 呼气躯干前倾，额头触碰垫子，手臂抬高指向天空
6. 猫牛式变体		· 接上体式双手、膝盖落地四足式过渡 · 手腕后转，手指指向膝盖方向，吸气背部下压 · 呼气，向上拱背收紧腹部
7. 下犬式		· 上体式还原手腕，脚地踩地，推地，臀部抬高，重心转移
8. 八体投地式		· 呼气，重心微微前移，脚背膝盖点地，腹肌收紧 · 吸气，双肘紧贴身体两侧，呼气，屈肘推胸于两手之间，臀部不动，胸腔、下巴着地

体式名称	体式	体式要领与连接
9. 眼镜蛇式		· 接上体式还原俯卧地面 · 吸气，抬起上半身，手臂伸展
10. 下犬式		· 上体式还原俯卧屈肘双手放于头部两侧 · 脚跟踩地，推地，臀部抬高，重心转移
11. 站立前屈变体		· 接上体式双脚走向双手方向，双手抱住手肘 · 保持腹部贴住大腿前侧
10. 低位弓步式		· 接上体式来到双手撑地，左脚后撤，膝盖落地 · 吸气，抬起躯干伸直手臂 · 完成另一侧动作
13. 平板式		· 吸气双手放于两脚侧 · 前脚后撤，保持躯干一直线
14. 蝗虫式		· 接上体式还原到俯卧位 · 双臂伸直靠近头部 · 吸气，抬高双腿和躯干
15. 桥式		· 接上体式还原仰卧准备 · 屈双膝，抬高臀部、背部 · 双臂在地面，十指交扣

体式名称	体式	体式要领与连接
16. 炮弹式		·接上体式臀背部还原到地面，双膝弯曲靠近胸部 ·双手抱住膝盖 ·调整呼吸
17. 鱼式		·接上体式，呼气，胸部向上打开，上背部离开地面 ·双腿伸展抬高
18. 仰卧脊柱扭转式		·接上体式躯干还原到地面 ·吸气屈右膝，双臂打开平放地面 ·呼气右膝胯放到垫子左侧地面 ·转头看向右手，保持右肩下压地面

第三节

放松神经

从解剖学角度来看，人体的自主神经系统分为交感神经系统和副交感神经系统。副交感神经系统被称为身体的"休息和消化"部分。该系统的有效运行能够降低血压，促进消化。从本质上讲，这是一个可以帮助练习者放松身心的系统。而瑜伽有规律地练习体式和呼吸控制可以加强神经系统，帮助人们积极地面对各种压力状况。

瑜伽提供了一种快速平静神经系统的捷径，帮助运作身体内的连接组织及内在系统，我们的每一次呼吸都是有意识地解开症结的过程；同时，通过比较放松的体式练习来恢复急躁、忧郁的身心并重拾健康的状态。

本节这些序列中个别体式可能与常规体式形态有所变化，但以这种非习惯的方式完成的体式会让我们的神经系统保持活力 —— 神经系统需要接受新的刺激、需要学习，只有在"探索"中，神经系统才能保持活力。同时配合深长稳定的呼吸去激活副交感系统性，安定神经，修复身体状态。

体式名称	体式	体式要领与连接
1. 仰卧手抓脚趾变体		·仰卧位开始，吸气，双膝弯曲靠近胸部，双手放于膝盖后侧 ·呼气，双腿伸展，下背部微微离开垫子 ·动态完成 4 次
2. 猫牛式变体（动态）		·接上体式还原到四足式 ·吸气，背部下压，胸部、腹部下沉，低头眼睛看垫子 ·呼气，收紧腹部，背部向上拱起，抬头看前上方 ·动态完成 4 次
3. 人面狮身式变体		·接上体式还原到俯卧位，双手放于头部两侧，大臂靠近躯干 ·吸气，抬起胸部，同时向上抬起右腿 ·重复 4 次后，完成另一侧动作

体式名称	体式	体式要领与连接
4. 低位弓步－半金字塔（动态）		· 抬高右脚向前踩至双手间 · 后脚膝盖落地，吸气，抬起躯干，伸直手臂 · 呼气，臀部后推 · 前腿伸直，屈髋身体下压 · 动态完成 4 次后，完成另一侧动作
5. 站立分腿式变体（动态）		· 接上体式双手撑地，手肘弯曲，右膝抵住右臂后侧，脚后跟离地，腹部贴住腿部 · 吸气屈左膝放于右腿后侧 · 呼气，伸直右膝，向上伸展左腿 · 重复 4 次后，完成另一侧动作
6. 战士二式变体（动态）		· 接上体式还原到站立位，战士二式准备 · 吸气，左手腕朝向小臂内侧方向弯曲，右手腕朝小臂外侧弯曲，头部向右肩侧弯 · 呼气，手腕弯曲方向交换，头部朝左肩侧弯 · 动态完成 4 次

第四节

缓解疲劳

从生理学角度来看，通过瑜伽练习后，人体大脑会释放出各种"快乐素"。从科学上讲，这意味着 γ - 氨基丁酸（GABA）、多巴胺、催产素和血清素的水平上升。这意味着练习者会感觉更有创造力和精力充沛，同时也减少焦虑和压力。当感到疲劳时，通过适当的瑜伽练习，促进大脑中"快乐素"化学物质的合成，使得皮质醇水平下降。

从瑜伽的角度来看，精神紧张、情绪低落、自我对抗、敏感多疑、对任何事提不起兴趣都是与自己失去连接的表现，所以解决精神内耗的办法除了接受真实的自己外，在发现自己有精神内耗的倾向时，可以采取瑜伽的方式进行缓解。我们都知道瑜伽不仅仅是作用于肌肉层面，更作用于心理、精神层面，帮助我们重新与自己建立联系，去感知自己的身体，感知我们内心深处的恐惧与真实的渴望，我们只有观察自己、关注自己，才能真正理解自己，和自己和解。本节序列组合有助于舒缓练习者的神经系统，加强与拉伸躯干主要肌群，配合规律性呼吸，从内到外地缓解疲劳感。

体式名称	体式	体式要领与连接
1. 婴儿式		·双膝分开，躯干贴向地面
2. 下犬式		·接上体式，躯干下压，右脚后移，臀部上推 ·呼气，重心来到双脚双手之间 ·向上延展脊柱

体式名称	体式	体式要领与连接
3. 平板式		· 臀部下沉，重心前移 · 躯干腿部成一直线
4. 八体投地式		· 呼气，重心微微前移，脚背膝盖点地，腹肌收紧 · 吸气，双肘紧贴身体两侧，呼气，屈肘推胸于两手之间，臀部不动，胸部、下巴着地
5. 人面狮身式		· 接上体式还原到俯卧位，手臂放于头部两侧 · 吸气，胸部朝前打开
6. 眼镜蛇式		· 接上体式还原俯卧地面 · 吸气，抬起上半身，手臂伸展，胸部腹部打开
7. 下犬式		· 接上体式，脚尖回勾，臀部上推，脚后跟落地 · 呼气，重心来到双脚双手之间 · 向上延展脊柱
8. 站立前屈式		· 吸气，双脚走到或跳动双手间，伸展腿部，腹部贴住大腿

体式名称	体式	体式要领与连接
9. 坐椅式		·接上体式，呼气，双膝弯曲，双臂和胸部抬起
10. 低位弓步（右侧）		·左脚向后撤一大步，膝盖落地 ·吸气，抬起躯干，伸直手臂
11. 战士二式（右侧）		·后脚跟落地，脚尖稍外展 ·呼气，手臂侧平举，躯干向侧打开
12. 三角式（右侧）		·吸气，右膝伸直 ·呼气，躯干侧弯下压，上臂指向天空方向，右手放于右脚掌内侧，眼睛看向上手
13. 侧平板式		·吸气，头部还原 ·保持右手撑地，呼气，右脚向后伸展
14. 下犬式		·接上体式，右手还原到垫子，躯干面对地面，吸气，臀部抬高 ·呼气，延展躯干，重心来到双脚双手之间 ·向上延展脊柱

体式名称	体式	体式要领与连接
15. 低位弓步（左侧）		· 保持体式连接流畅
16. 战士二式（左侧）		· 保持体式连接流畅
17. 三角式（左侧）		· 保持体式连接流畅
18. 侧平板式（左侧）		· 保持体式连接流畅
19. 蝗虫式		· 接上体式还原到仰卧于地面 · 双臂伸展靠近头部 · 吸气，双腿和躯干抬高
20. 婴儿式		· 臀部后移坐到脚后跟 · 双臂前伸 · 调整呼吸

第五节

提升自信

　　正如前几节内容所述，瑜伽作为一种非常古老的修炼方法，能加速新陈代谢，去除体内废物，修复形体、舒压解乏，从内及外释放身心，达到修心养性的目的。

　　当我们遇到困难时自信和勇气必不可少，而瑜伽练习也能帮助我们树立信心。肌肉动作是意志力在我们身体中最直接的表达，重复体式练习，并在体式中保持得久一些，可以建立身体的韧性。同时，长时间保持体式又可以点燃我们意志力，建立耐力，提升自信。因为当自己的身体不习惯或不适应坚持某个较困难的体式，哪怕在期间多坚持半个呼吸时间，都是一种突破，也是一种强烈的心理暗示，让你有勇气和信心去挑战困难，并在克服困难过程中感觉到自己的力量。

　　在本节序列中，每个体式保持的时间长度都有要求，保证对肌肉和筋膜产生足够牵扯和拉伸。完成动作时有韵律地吸气、呼气，将身体的酸痛、体内聚集的压力、思想和头脑的紧张或者负面情绪向外释放。

体式名称	体式	体式要领与连接
1. 山式		·站立，双脚打开与髋部同宽 ·建立稳固的基础
2. 手臂上举式		·手臂上举，拉长呼吸和躯干前侧

体式名称	体式	体式要领与连接
3. 坐椅式		· 接上体式还原直立 · 呼气，屈膝，臀部后坐
4. 站立前屈式		· 呼气，伸展膝盖，屈髋，躯干前压，腹部贴合大腿前侧 · 拉伸腿部后侧肌群
5. 战士一式（右侧）		· 接上体式，左脚后撤一大步，脚尖外转 30° · 吸气，屈右膝打开手臂上举 · 保持髋部正位
6. 战士三式（右侧）		· 吸气，膝盖伸直，重心移到前脚 · 呼气，躯干逐渐下压
7. 战士二式（右侧）		· 呼气，后脚落地，脚尖外展，屈右膝 · 吸气，躯干抬高，双臂打开
8. 侧角伸展式（右侧）		· 呼气躯干前压，右手放于右脚掌内侧 · 上臂贴于耳朵，保持躯干向前延伸 · 后腿保持伸展

体式名称	体式	体式要领与连接
9. 蜥蜴式（右侧）		·接上体式躯干转向地面，双手撑地 ·右手放在右脚掌内侧 ·呼气躯干朝向地面压低，手肘微屈
10. 平板式		·接上体式右脚后撤一大步进入平板式
11. 四柱式		·呼气重心前移，屈肘，重心下沉，躯干成一直线
12. 上犬式		·重心前推，收紧核心，手臂发力 ·吸气，躯干向前打开
13. 下犬式		·勾脚尖，脚后跟落地，臀部上推 ·呼气，重心来到双脚双手之间 ·向上延长脊柱
14. 战士一式（左侧）		·保持体式连接流畅

体式名称	体式	体式要领与连接
15. 战士三式（左侧）		·保持体式连接流畅
16. 战士二式（左侧）		·保持体式连接流畅
17. 侧角伸展式（左侧）		·保持体式连接流畅
18. 蜥蜴式（左侧）		·保持体式连接流畅
19. 婴儿式		·接上体式还原到四足式 ·臀部后移坐到脚后跟，双臂放于体侧，手背贴地，额头贴地
19. 跪姿伸直式		·接上体式，跪立垫子 ·左脚外展，右手撑于右膝外侧 ·呼气向后侧打开躯干 ·还原后完成另一侧动作

体式名称	体式	体式要领与连接
20. 反向平板式		·接上体式还原到手杖式准备 ·吸气,身体向后倾斜 ·呼气,抬起髋部向上成反向四足式,将双腿依次向前伸直
21. 简单坐		·屈臂,臀部双腿落地还原到简单坐姿 ·保持深长的呼吸,延展脊柱

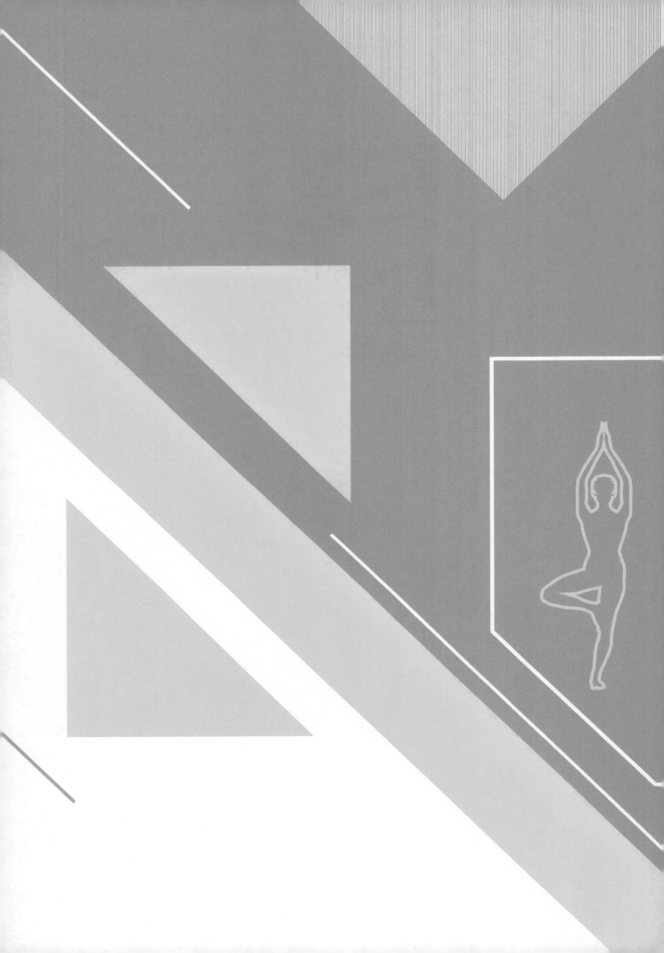

第十章
特殊时期的体式练习

　　人体在生长发育过程中，身体形态、机能和运动素质的发展速度是不均衡的，时而快时而慢，呈波浪式的增长，是一个既有阶段性变化，也有连续性递增的相互作用的过程。因性别因素，导致人在相同生长阶段的身体形态、机能等表现也不尽相同。瑜伽不仅仅可以缓解普通的疼痛和慢性病，同样对于生命周期中一些特殊时期的康复也具有一定的效果。本章节中我们针对生理期、产后恢复期、青春期、更年期这几个重要时期进行瑜伽序列练习。

第一节

生理期

　　生理期对于每位女性因其不同体质而感受不尽相同。有些女性在月经来潮前或经期中出现反常现象，如在情绪上：烦躁、愁闷、抑郁、多疑；在工作和生活上：注意力无法集中在工作、学习和料理家务，夜间辗转反侧，难以入眠；在身体上：疲乏、头痛、乳房及胸部胀痛、骶髂关节疼痛、不思饮食、低热等问题。这种病医学上称为"经前紧张综合征"，多发生于青壮年妇女，一般没有器质性病变，月经过后，症状缓解或消失。

　　要缓解这些问题在月经来临之前就得找到原因并配合相应的瑜伽练习。解决的方法往往蕴含在问题之中，应先去找到源头。经期中，体式往往以放松骨盆、舒展腰背的猫式系列、仰卧束角式等为主，通常情况不做收腹、闭合性扭转、骨盆倒置的体式。本节的序列将学习一套轻柔舒缓的短序列组合，来帮助经期女性顺利地渡过生理周期，最大程度来缓解生理期综合征。

体式名称	体式	体式要领与连接
1. 束角坐		·双脚底触碰，膝盖压下地面 ·向上延展脊柱 ·保持深长的呼吸
2. 半鱼脊柱扭转式		·左脚脚后跟靠近骶骨，右脚后跟靠近臀部 ·呼气，躯干转向左侧 ·每边保持 6 ~ 10 个呼吸

体式名称	体式	体式要领与连接
3. 坐姿头触膝式		·双腿朝前伸展 ·呼气，屈髋，身体朝前下压，双手靠近双脚 ·保持 6 ~ 10 个呼吸
4. 坐角式		·双腿分开到个人最大幅度 ·呼气屈髋，身体朝前压，双手向前伸直 ·保持 6 ~ 10 个呼吸
5. 仰卧手抓脚趾式		·接上体式仰卧于垫子 ·屈右膝，右手抓右脚大脚趾，呼气伸直右腿 ·完成另一侧动作
6. 仰卧束角式		·仰卧位，双脚靠拢，膝盖尽量朝地面方向按压 ·保持深长的呼吸

第二节

产后恢复期

　　产后修复远不像瘦身塑形那样简单。在瘦身之前要考虑耻骨联合分离、腹直肌分离的恢复情况，盆底肌松弛与骶髂关节疼痛程度，等等。产后抑郁更是产后修复过程中需要加以关照又特别容易忽略的部分。

　　瑜伽练习可以帮助练习者安稳地度过整个产后时期，恢复身体机能。瑜伽的产后修复方法必须建立在瑜伽体式和呼吸的练习的基础上，经科学研究证实孕妇产后回到病房之后即可有选择地进行瑜伽康复练习。产后第一个月主要是恶露的排出和肠道的排气，该阶段需要温和地伸展大腿内侧和髋部内侧，这样可以有利于恶露的排出；练习者根据实际身体情况，依照正位、延展和空间平衡的原则开展练习；由于生产消耗大量的体力和能量，因此一些舒缓的体式有利于消除身体的疲劳，恢复体力。

产后第二个阶段就是骨盆底肌的恢复期：必须要在恶露排除之后才可以开始骨盆底肌的修复。孕妇 10 个月的时间，骨盆底肌的松弛是严重的，没有运动经历的人更是如此。必须根据具体身体状况安排练习，瑜伽体式必须改变练习的形式，同时必须使用辅助工具才可以练习，同时对于骨盆位置的正确调整，包括骨盆前倾，后倾问题如何摆放工具非常有技术含量，不是简单的练习一个瑜伽姿式可以达到的。产后第三阶段就是针对腹部松弛的康复：腹直肌分离是孕妇腰部疼痛的隐形杀手，产妇需要根据情况适当安排腹部的练习。需要腹部向后的练习去改善腹直肌的分离问题，也就是说需要上腹部和下腹部用力向后，而不是卷腹，而卷腹练习是纯粹地建立腹部力量。第四个阶段就是上背部劳损的康复：对于产妇来说，怀孕期和哺乳期对上背部的损伤和劳损是极其严重的，同时还会伴随着颈椎病，如果颈椎挤压严重还会产生失眠和忧郁问题，胸腔的下陷也会造成哺乳期的提前结束，也会影响母乳的质量，需要通过强化上背部的各种瑜伽体式，手臂伸展的体式，蝗虫式等强化上背部。产后期还将针对下背部劳损、手臂、腿部等进行恢复性练习。

每个产妇的身体情况是不一样的，本节中产后恢复练习适用于产后 6 周及以上的人群练习，主要强化骨盆底肌的力量，建立核心肌群的力量，拉伸及延展背部、腿部及手臂。练习者在练习过程中可根据个体差异调整练习内容，避免无效练习和受伤，要知晓瑜伽体式如何正确展开、保持和退出，注意关节正位稳定和肌肉延展之间的关系。

体式名称	体式	体式要领与连接
1. 小狗伸展式		· 四足式开始，双膝间距与髋同宽，双手间距与肩同宽 · 呼气身体慢慢朝地面前压，伸展手臂
2. 穿针引线式		· 右手穿过左侧，右肩落地，右臂朝前延伸 · 还原后完成另一侧动作

体式名称	体式	体式要领与连接
3. 婴儿式		·接上体式还原到四足式 ·臀部后移坐到脚后跟，双臂放于体侧，手背贴地，额头贴地
4. 蝗虫式		·接上体式来到俯卧位，双臂放于体侧 ·吸气，臀部腿部、胸部抬起，双臂向后延伸
5. 下犬式		·接上体式进入，臀部上推，伸展双臂 ·呼气，重心来到双脚双手之间 ·向上延展脊柱
6. 战士二式（右侧）		·呼气，手臂侧平举，躯干向右侧打开
7. 侧角伸直式（右侧）		·吸气躯干前压，右手放于右脚掌内侧 ·上臂贴于耳朵，保持躯干向前延伸 ·后腿保持伸展
8. 三角式（右侧）		·吸气，右膝伸直 ·呼气，躯干侧弯下压，上臂指向天空方向，右手放于右脚掌内侧，眼睛看向上手

体式名称	体式	体式要领与连接
9. 下犬式		· 接上体式四足式准备，臀部上推，伸展双臂 · 呼气，重心来到双脚双手之间 · 向上延展脊柱
10. 战士二式（左侧）		· 保持体式连接流畅
11. 侧角伸直式（左侧）		· 保持体式连接流畅
12. 三角式（右侧）		· 保持体式连接流畅
13. 双角式		· 接上体式，躯干还原到中正位，脚尖朝间 · 呼气，屈髋身体前倾，头顶找地面，双手放于双脚间
14. 山式		· 站立，双脚打开与髋部同宽 · 建立稳固的基础

体式名称	体式	体式要领与连接
15. 鹰式		·吸气，手臂交叠慢慢抬起，双腿缠绕一起 ·保持深长呼吸 ·完成另一侧动作
16. 婴儿式		·接上体式还原到四足式 ·臀部后移坐到脚后跟，双臂放于体侧，手背贴地，额头贴地
17. 炮弹式		·接上体式进入仰卧位，双膝弯曲靠近胸部 ·双手抱住膝盖 ·调整呼吸
18. 倒箭式变体		·接上体式，双手在头部后方十指交扣 ·吸气，双腿向上延展 ·呼气卷腹，头部与肩部离开地面
19. 空中自行车（动态）		·接上体式吸气，右腿向前伸展，左膝弯曲靠近胸部 ·呼气，卷腹，躯干转向左侧，右肩离地，右手伸直在左膝外侧 ·还原后完成另一侧，动态完成每边各4次
20. 坐姿头触膝式		·接上体式，卷腹让上半身离开地面进入手杖式 ·呼气，屈髋，身体朝前下压，双手靠近双脚

体式名称	体式	体式要领与连接
21. 倒箭式		·接上体式，脊柱一节节完成落到地面进入仰卧 ·呼气，双臂打开，双腿向上延伸
22. 大休息		·仰卧地面，双脚打开与髋部同宽 ·调整呼吸

第三节

青春期

　　青春期是人体生长发育的第二个高峰期，是生长发育的旺盛时期，心理、生理发生了巨大变化。青春期的出现是体内的激素变化所引起的，一般从第二性特征开始出现到生殖功能发育成熟为止。女孩一般比男孩青春发育期开始早两年。青春期是一个至关重要的时期，是以性成熟为主的一系列的形态、生理、内分泌的突变阶段。青春期的发育，由于生长环境、自身体质的不同，出现明显的个体差异。

　　青春期是人体各系统、各组织器官迅速变化，趋于完善的关键时期，对青少年的心理、情绪、行为都有很大的影响。如何平稳度过青春期也就显得尤为重要。根据青春期的特点，本节序列通过将注意力集中于体式的训练上，能帮助青少年增强情感的稳定性，调节情绪波动。瑜伽有助于他们在这一时期的生长发育，帮助增强肌肉力量，避免肥胖，有助于器官发育，平衡荷尔蒙激素。

体式名称	体式	体式要领与连接
1. 简单坐		·脚跟靠近耻骨 ·脊背伸展
2. 简单坐脊柱扭转		·呼气，躯干转向右侧，左手放于右膝，右手放在身后地面上 ·重复另一侧动作
3. 低位弓步（右侧）		·接上体式进入四足式，右脚向前踩至双手间 ·后脚膝盖落地 ·吸气，躯干抬起，手臂伸直
4. 低位弓步转体（右侧）		·接上体式、呼气，双手合十 ·向右侧转动躯干，左手肘放于右膝外则
5. 下犬式		·双手放于头部两侧 ·脚后跟踩地，推地，臀部抬高，重心转移
6. 战士一式（右侧）		·抬高右脚向前踩至双手间，吸气，躯干和双臂抬起 ·后腿伸直，脚尖外展，脚跟落地 ·手臂上举，靠近耳朵

体式名称	体式	体式要领与连接
7. 战士二式（右侧）		·呼气，手臂侧平举，躯干向侧打开
8. 三角转动式（右侧）		·接上体式伸直右膝呼气躯干转向右膝并屈髋身体前压 ·呼气，左手放于右脚外侧，转动躯干朝右侧 ·呼气，右臂上举
9. 金字塔式（右侧）		·接上体式还原到躯干正中位，前脚膝盖伸直，后脚尖向内转 ·双手背后合十 ·呼气，屈髋，躯干向前压靠近前腿
10. 平板式		·接上体式双手放于右脚两侧 ·呼气，右脚后撤到左脚旁
11. 眼镜蛇式		·接上体式还原俯卧地面 ·吸气，上半身抬起，手臂伸展
12. 下犬式		·双手放于头部两侧 ·脚后跟踩地，推地，臀部抬高，重心转移

体式名称	体式	体式要领与连接
13. 低位弓步（左侧）		·保持体式连接流畅
14. 低位弓步转体（左侧）		·保持体式连接流畅
15. 战士一式（右侧）		·保持体式连接流畅
16. 战士二式（左侧）		·保持体式连接流畅
17. 三角转动式（左侧）		·保持体式连接流畅
18. 金字塔式（左侧）		·保持体式连接流畅

体式名称	体式	体式要领与连接
19. 站立半前屈		· 接上体式收回后脚，双手放垫子 · 吸气，打开胸腔，延展脊柱
20. 船式		· 接上体式屈膝臀部坐到垫子上，屈膝坐姿准备 · 吸气身体微后仰 · 呼气，双腿抬起，手臂前举
21. 坐姿头侧触膝式		· 接上体式面对垫子长边还原到简单坐，向侧边打开右腿 · 呼气，身体面朝前方侧弯 · 完成另一侧动作
22. 桥式		· 接上体式还原进入躯干仰卧位 · 屈双膝，呼气，臀部抬高，背部离开地面 · 双臂在地面，十指交扣
23. 犁式		· 接上体式还原到仰卧位，双腿伸直并拢，双手贴放体侧 · 吸气，向上抬起双腿，使背部抬离地面 · 呼气，然后双腿向头顶方向伸展，双脚脚趾触地，双腿伸展
24. 大休息		· 接上体式屈膝收回双腿，背部沿脊柱一节节落回地面 · 仰卧地面，双脚打开与髋部同宽 · 调整呼吸

　　更年期在医学上称为绝经期，是卵巢功能衰退所引起的，一般从绝经过渡期开始，到绝经后一年结束。随着卵巢功能的衰退，分泌的雌激素和排卵逐渐减少并失去周期性，直至停止排卵，垂体分泌促卵泡激素和促黄体素过多，这个阶段，新陈代谢放缓、关节僵硬、受伤后需要恢复时间较久。随着生理的改变，女性还可能出现一些心理上的不适反应，如情绪不稳定、记忆力下降、多疑、多虑和抑郁等问题。

　　本节中我们通过这组瑜伽序列来缓解更年期症状，尤其是修复类及辅助支撑类体式，可以有效地改善潮热、出汗等许多更年期不适症状，以此来放松神经系统能使人心平气和。

体式名称	体式	体式要领与连接
1. 倒箭式		·仰卧位，吸气，双臂打开 ·呼气，双腿向上延伸
2. 炮弹式		·呼气，双膝弯曲，靠近胸部 ·双手抱住膝盖 ·调整呼吸
3. 快乐婴儿式		·双手从大腿内侧抓住大脚趾 ·呼气，双膝打开并朝地面方向按压 ·调整呼吸，放松全身

体式名称	体式	体式要领与连接
4. 婴儿式		· 接上体式进入英雄式 · 呼气臀部后移坐到脚后跟，双臂放于体侧，手背贴地，额头贴地
5. 下犬式		· 脚后跟踩地，臀部抬高，重心转移 · 呼气，双臂外旋，十指用力推地
6. 站立前屈式		· 吸气，双脚走到或跳动双手间，伸展腿部，腹部贴住大腿
7. 犁式		· 接上体式臀部下落垫子，进入仰卧位，双腿伸直并拢，双手贴放体侧 · 吸气，双腿向上抬起，背部抬离地面 · 呼气，然后双腿向头顶方向伸展，双脚脚趾触地，双腿伸展
8. 肩倒立		· 吸气，屈膝收回双腿，上背部贴地 · 呼气，双腿向上伸展，同时屈肘，双手扶住后侧腰，背部离开地面
9. 鱼式		· 接上体式双腿还原到地面，双臂放于体侧 · 呼气，胸腔向上打开，上背部离开地面，双腿伸展抬高 45°

体式名称	体式	体式要领与连接
10. 倒箭式		·还原到仰卧位，吸气，双臂打开 ·呼气，双腿向上延伸，调整呼吸

主要参考文献

[1] Mark Stephens.Teaching Yoga：Essential Foudations and Techniques[M].North Atlantic Books，2010.

[2] Mark Stephens.Yoga Sequencing[M].North Atlantic Books，2012.

[3] 陆耀飞 . 运动生理学 [M]. 北京：北京体育大学出版社，2007.

[4] 潘珊珊 . 运动解剖学 [M]. 北京：人民体育出版社，2007.

[5] 袁海平 . 运动营养学 [M]. 北京：北京体育大学出版社，2007.

[6] 雷斯利·卡米诺，艾米·马修斯 . 瑜伽解剖学 [M].2 版 . 北京：人民邮电出版社，2016.

[7] 芮安娜·坎宁安 . 运动瑜伽 [M]. 赵丹彤，张晓蕾，译 . 北京：人民邮电出版社，2019.

[8] B.K.S. 艾扬格，艾扬格·吉塔 . 瑜伽教师　基础指南 [M]. 田燕，王春明，付静，等，译 . 杭州：浙江大学出版社，2017.

[9] 贝丝·肖 . 贝丝健身瑜伽指南 [M].3 版 . 北京：人民邮电出版社，2017.

[10] 斯瓦米·帕拉瓦南达，克里斯多夫·伊舍伍德 . 现在开始讲解瑜伽——瑜伽经权威阐释 [M]. 王志成，杨柳，译 . 成都：四川人民出版社，2006：135.

[11] 陈景圆 . 沙吉难陀大师讲述巴坦加里的瑜伽经 [M]. 北京：商务印书馆国际有限公司，2013：3.

[12] 宗白华 . 美学散步 [M]. 上海：上海人民出版社，1981：81-82.

[13] 罗丹 . 罗丹艺术论 [M]. 北京：人民美术出版社，1978：90.

[14] 刘兰娟 . 全民健身视域下的瑜伽发展研究 [D]. 上海：上海体育学院，2017.

[15] 邢立香 . 武汉普通高校瑜伽课程的开展现状调查及对策研究 [D]. 武汉：华中师范大学，2008：20.

[16] 徐娜娜 . 国内高校瑜伽课程现存问题及改进研究 [J]. 甘肃科技，2022，3（6）：74-76.

[17] 宁一浓 . 三年形而上，三年形而下 [J]. 瑜伽，2016（8）：18-19.

[18] 毛娟 . 全析瑜伽演变历程 —— 创建瑜伽教育的思想基础 [J]. 北京体育大学学报，2008，31（3）：387-389.

[19] 吴灿新 . 论 "天人合一" 的生态和谐观 [J]. 广州行政学院学报，2016（3）：1-5.

[20] 王嵘. 我国普通高校开设瑜伽课程的现状调查与分析 [J]. 嘉应学院学报（自然科学），2014，32（11）：97-100.

[21] 于巴锁，刘远新，王刚. 我国健身瑜伽竞赛演变历程及发展路径研究 [J]. 西安体育学院学报，2020，37（5）：588-591.

[22] 杨秀丽，冯世伟，韩巍. "健康中国"背景下健身瑜伽比赛开展现状及发展路径 [J]. 山西大同大学学报（自然科学版），2021，37（3）：100-102，107.